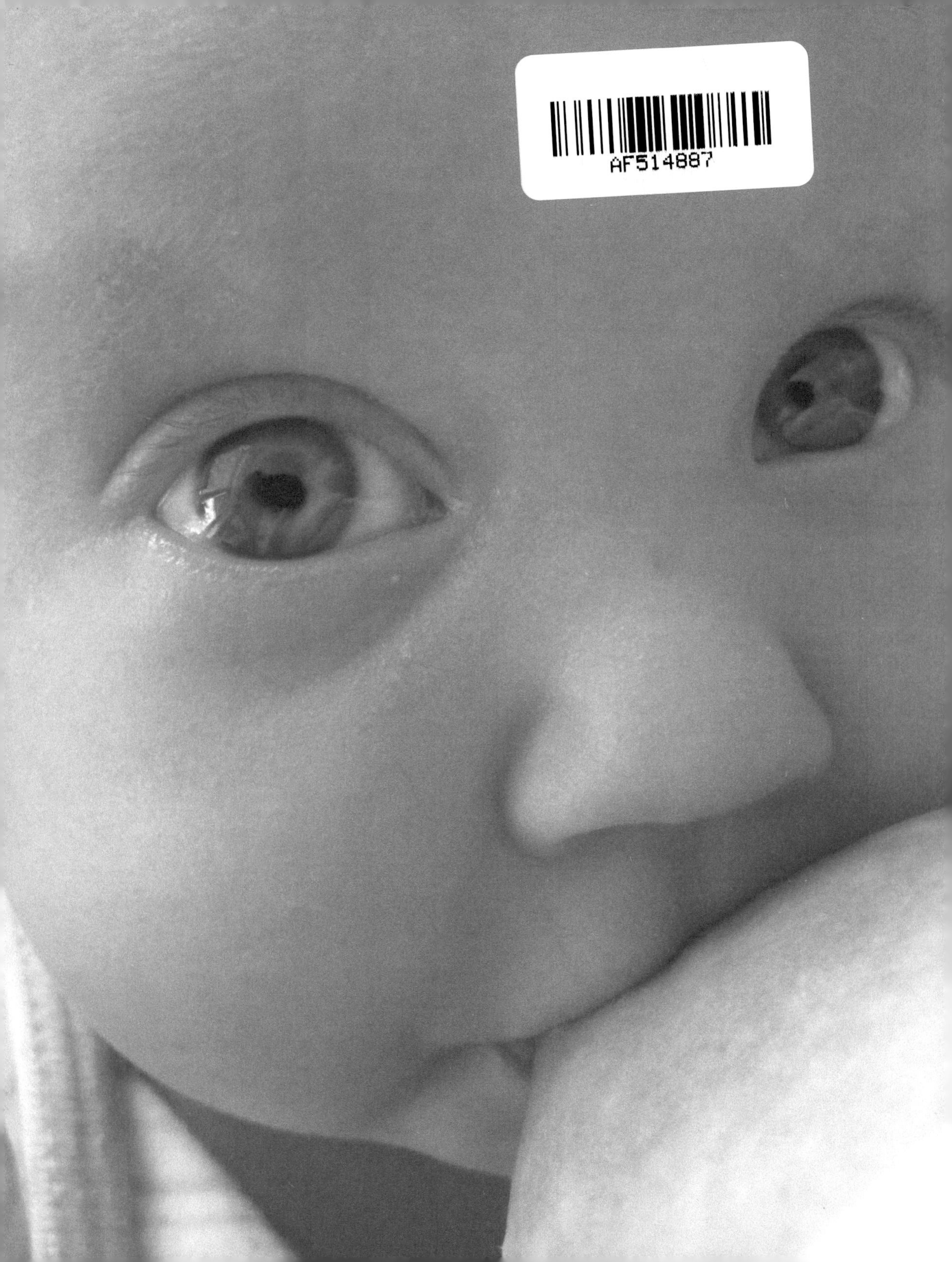

Bibliografische Information der Deutschen Nationalbibliothek
Die Deutsche Nationalbibliothek verzeichnet diese Publikation in der Deutschen Nationalbibliografie; detaillierte bibliografische Daten sind im Internet über http://dnb.d-nb.de abrufbar.

Durch intensive Mitarbeit und viele Stunden stillend am Laptop konnte dieses Buch entstehen.

Danke, Mandy Fichtner!

Geschlechtsneutrale Schreibweise
Das vorliegende Buch verwendet meistens eine geschlechtsneutrale Schreibweise. Wenn z.B. vom „Arzt“ die Rede ist, wird hierunter auch die „Ärztin“ verstanden.

Haftungsausschluss
Teile des vorliegenden Buches basieren (unter anderem) auf zahlreichen persönlichen Angaben, die zur Wahrung der authentischen Wiedergabe inhaltlich nicht modifiziert wurden. Im Zweifelsfall befragen Sie bitte Hebamme, Stillberaterin, Arzt/Ärztin oder Apotheker/in. Die Informationen in diesem Buch wurden mit großer Sorgfalt recherchiert. Dennoch können sich medizinische Sachverhalte laufend ändern. Weder Autorin, GastautorInnen noch Verlag können für eventuelle Nachteile oder Schäden, die aus den im Buch gestellten Informationen resultieren, eine Haftung übernehmen. Alle Angaben erfolgen ohne Gewähr. Sollten sich trotz sorgfältiger Korrektur Fehler eingeschlichen haben, erbitten wir weiterführende Hinweise darauf. Wenden Sie sich in diesem Fall bitte schriftlich an den Verlag.

Markenschutz
Dieses Buch enthält eingetragene Warenzeichen, Handelsnamen und Gebrauchsmarken. Wenn diese nicht als solche gekennzeichnet sein sollten, so gelten trotzdem die entsprechenden Bestimmungen.

2. Auflage, März 2015

Anschrift edition riedenburg, Anton-Hochmuth-Straße 8, 5020 Salzburg, Österreich
E-Mail verlag@editionriedenburg.at
Internet editionriedenburg.at
Lektorat Dr. Heike Wolter, Regensburg

Umschlaggestaltung, Satz und Layout: edition riedenburg
Herstellung: Books on Demand GmbH, Norderstedt

ISBN 978-3-902943-93-4

Hebamme
Kristina Seifert

Stillbrüste

100 x Mamas Milchbar im Portrait

Das ganz besondere Fotobuch

edition riedenburg

Inhalt

Zur Einstillung

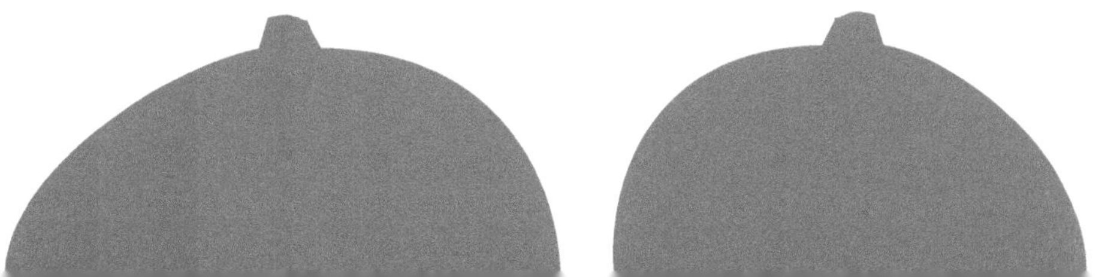

Ich stehe im Bad vor dem Spiegel …

… und putze mir in affenartiger Geschwindigkeit die Zähne. Es ist 22.32 Uhr. Hinter mir auf der Badematte liegt mein glucksendes Baby, bereit, mit mir ins Bett zu gehen, um nach einigem Hin und Her hoffentlich zu schlafen.

Während des energischen Putzens bewegen sich meine Brüste mit Schwung mit. Ich halte inne und schaue sie mir im Spiegel an: Entsprechen sie dem Idealbild? Ist die Höhe der Warzen symmetrisch? Mhm, ist die rechte nicht ein Stück größer? Schielen meine Brüste?!

Den Fühltest bestehen sie. Fasst sich gut an, ich mag sie so. Mit 15 hab ich mal den Bleistifttest ausprobiert und dachte, das sei eine sichere Prüfung, ob schön oder nicht schön. Heute, mit 30, könnte ich Bleistift und Anspitzer gut fixiert unterklemmen. Aber irgendwie fühle ich mich mit meinen Brüsten jetzt trotzdem wohler und sicherer als vorher.

Vorher – das ist bei mir 12 Jahre, 4 Kinder und knapp 7 Jahre Stillzeit her. Klar sehe ich auf Fotos die Veränderung meines Körpers. Durch Gewichtsschwankungen, Älterwerden und Veranlagung ist einiges anders, aber nicht hässlicher geworden. Sinnlich erlebe ich den Körper, den ich nun so gut kenne und einfach mag.

Sicher hätte ich nicht Nein gesagt, wenn ich mir eine Brust nach Wahl hätte aussuchen können, und schmalere Hüften, und keine Schwangerschaftsstreifen …

Verschiedenste Schlafgeräusche – von Schnarchen bis Röcheln und Schmatzen – begleiten im Bett meine Gedanken, wie ich meine Elternzeit noch sinnvoll nutzen kann. Muss irgendwas mit meinem Beruf und meiner persönlichen Situation zu tun haben.

In unserer Region gibt es gefühlte Geburtenspitzen zwischen 18 und 23 und dann zwischen 30 und 35. Die Älteren sind meist gut ausgebildete Frauen in festen Partnerschaften, die – schwanger mit dem Wunschkind – jeden Blog lesen, bei allen Babyclubs angemeldet und schon in allen Babyshops gewesen sind. Das vorzugsweise pastellgelbe Kinderzimmer mit Zier-Borte und neuen, perfekten Möbeln ist in der 20. Schwangerschaftswoche fertig zum Bezug, schön abgeschottet vom Rest der Wohnung. An der Tür prangt der Name des zu erwartenden Nachwuchses in bunten Holzlettern, und in der Küche ist schon alles sterilisiert und vorbereitet, vom Schnuller bis zur Nuckelflasche.

Aber Vorsicht! Fläschchen und Co wurden nur gekauft, falls es mit dem Stillen doch nicht klappt und die Milch weg ist – denn das passiert ja angeblich häufig wie von Zauberhand. Ist klar.

Diese Gruppe von Frauen stillt aber immerhin voll motiviert, je nach Art der Geburtsvorbereitung, die erste Zeit hindurch. Bis eben die Hebamme/Ärztin/ Mutter/Schwiegermutter/Nachbarin/Freundin sagt: „Mama muss jetzt endlich mal zufüttern, denn die Milch reicht nicht.“ Oder es wird behauptet, sie dürfe nicht alle zwei Stunden stillen, damit die frische Milch nicht auf die angedaute treffe. Das gebe nämlich Koliken! Tja, und wenn das Kind trotz guter Gewichtszunahme oft weint, verträgt es wahrscheinlich keine Muttermilch. Oder – noch simpler – der Partner möchte einfach nach der Arbeit auch mal an der Kinderpflege beteiligt sein und gerne füttern. Da ist es in Zeiten der Gleichberechtigung halt einfacher, abwechselnd das Fläschchen zu geben. Man kann nicht alles haben.

Fazit: Die durchschnittliche Stillzeit in dieser Gruppe liegt bei ca. zwei bis sechs Monaten. Die Bedürfnisse des Kindes sind hier zwar grundsätzlich wichtig, werden aber von gesellschaftlich auferlegten Zwängen und rational durchdachten eigenen Lebenszielen überlagert – entgegen aller Intuition.

Die andere Gruppe ist kaum erwachsen, auf der Suche nach Liebe, Gebrauchtwerden und heiler Welt. Nach einer teilweise sogar von Armut, Ablehnung, psychischer oder physischer Gewalt geprägten Kindheit treten hier oft viele Probleme zwischen Wollen, Wünschen und Tun auf. Die Hinwendung zum Kind ist ganz unterschiedlich ausgeprägt. Häufig wissen die jungen Frauen zwar gut, wo sie Unterstützung finanzieller Art bekommen, aber nicht, von wem sie ganzheitlich begleitet werden können in dieser verwirrenden Zeit. Der eigene Körper wird manchmal ungern geteilt, und die Nähe des Kindes beim Stillen ist ungewohnt und fordernd. Da kann es sein, dass alles Neue mit Ablehnung und Angst beäugt wird. Diese Frauen müssten gut und sanft begleitet werden.

Fazit: Bei viel Empathie und Wertschätzung in der steten Nachbetreuung kann diese Gruppe auf beachtliche Stillzeiten kommen, aber durchschnittlich sind es gefühlte ein bis drei Wochen.

Vielen Frauen beider Gruppen ist eines gemeinsam: Sie haben die hartnäckige Vorstellung fest im Kopf verankert, dass ihre Brüste pro Stillmonat der Schwerkraft mindestens einen Zentimeter nachgeben werden. Viele Fragen entstehen: Will ich das überhaupt? Werde ich noch attraktiv sein? Wird mich mein Partner mit meinem veränderten Aussehen noch mögen?

Wahre Liebe kann und sollte eigentlich über die Veränderungen der Brust und des Körpers generell hinwegsehen. Dem stehen aber hartnäckige Gerüchte über das Ausmaß des Wandels gegenüber: Da wird geraunt, dass nach zwei Jahren Stillzeit die Brust zwischen den Knien herumbaumele. Hinzu gesellt sich die Vorstellung, dass durch den Säugling so ziemlich alles an Gewebe aus der armen Brust herausgesaugt würde und letztlich nur ein leerer Schlauch übrig bliebe. Der wiederum schaue dann flach wie eine Flunder aus. Wer würde das schon wollen?

Fast allen von uns fehlt gewissermaßen die sprichwörtliche gute Oma, die nach dem Krieg auf dem nackten Feld geboren und dann – mit dem Neugeborenen im Korbe – weiter Rüben geerntet hat. Die trotz Hungerzeit den properen Säugling aufopferungsvoll stillte, bis er zu laufen begann, und dies in guter Erinnerung und eine positive Einstellung zu sich selbst hat. Sie könnte in der heutigen Zeit einer frischen Mama gute, nützliche Ratschläge geben.

Die Wirklichkeit sieht oft anders aus: Meine eigene Oma Eva wurde 1932 als Tochter eines Arztes geboren, und ihr älterer Bruder verstarb als Säugling. Oma selbst wurde aus damaliger Sicht „modern“, also mit der Flasche, ernährt. Als Oma dann 1958 und 1959 ihre Kinder geboren hat, hatte sie auch „keine Milch“, und ebenso wenig meine Mutter 1982 und 1996 bei meinem Bruder und mir.

Schon während meiner ersten Schwangerschaft wurde ich daher in Familienkreisen subtil aufs Nicht-Stillen-Können vorbereitet. Ich, das spätere Stillwunder! Wie überrascht waren alle, als es dann doch klappte und meine Brüste tatsächlich Milch hervorbrachten. Welch Phänomen!

Vielleicht sollten wir Frauen einfach nur ein paar fremde Brüste betrachten, um an die Funktion unserer eigenen zu glauben. Zum Beispiel von jener dritten Gruppe von Frauen, die ich bisher noch nicht erwähnt habe: denen, die gerne stillen und gestillt haben.

Höchst unterschiedliche (Still-)Brüste – groß oder klein, straff oder weich, dunkel oder hell – können in diesem Buch in Ruhe angeschaut und beurteilt werden, um stilles Selbstbewusstsein zu erlernen. Und dann lässt sich ganz ehrlich beantworten: Zieht eine Mehrjahresdauerstillbrust doch etwas mehr nach unten als ein Kurzstillbusen?

Viel Freude beim Schmökern in über 50 Brustpaaren wünscht

Hebamme

Kristina Seifert

Stillen macht Hängebusen: eines von vielen Ammenmärchen

Wir Frauen stellen uns vor den Spiegel und schauen so lange, bis wir irgendetwas gefunden haben, das nicht passt. Männer – so der Arzt und Kabarettist Dr. Eckart von Hirschhausen – schauen nur kurz in den Spiegel und stellen fest: Passt so.

Genauso geht es Frauen, wenn sie sich ihre Brust anschauen, denn sie vergleichen sie mit den Models der unterschiedlichen Zeitschriften. Vergessen wird dabei, dass dies Kunstwerke sind, teils retuschierte Fotos. Und so bleibt: der eigene Busen ist zu groß, zu klein, zu tief angesetzt, zu hängend – naja, zumindest nicht ideal ...

Wenn es dann um die Überlegung geht: Soll ich stillen oder ruiniere ich mir da den Rest an Schönheit meines Busens? Dann fallen uns Frauen aus anderen Kulturen ein, die viele Kinder haben, keinen BH tragen, lange stillen, vielleicht auch näher dem Äquator wohnen – und deshalb einen leicht hängenden Busen haben? Wie kommt es dazu? Ist es der fehlende BH, das Stillen, sind es die vielen Kinder – oder vielleicht die stärkere Anziehungskraft?

Zumindest denkt dann keine mehr: Es ist vor allem genetisch bedingt, wie meine Brust aussieht.

Was verändert nach der Pubertät im Verlauf des Lebens aber nun wirklich die Brust?

Vor allem sind es: Schwangerschaft, Älterwerden (Menopause) und Rauchen, nicht aber die Stillzeit. Ganz minimal können sich auch noch Gewichtszunahme oder -abnahme auswirken.

Die Brust wird in der Schwangerschaft auf das Stillen vorbereitet, und egal, ob Frauen primär abstillen oder ihr Baby irgendeine Zeitlang stillen und danach abstillen: Es spielt kaum eine Rolle. In der Schwangerschaft wird Fettgewebe zurück- und Drüsengewebe aufgebaut.

Nach dem Abstillen (primär oder sekundär) wird als Erstes das Drüsengewebe wieder etwas abgebaut. Bevor aber die Brust mit Fettgewebe remoduliert wird, vergeht manchmal ein Jahr. Danach ist zu erkennen, ob eine Frau schwanger war und ein Kind geboren hat, nicht aber, ob sie gestillt hat – schon gar nicht, wie lange.

In der Menopause wird das Drüsengewebe nochmals zurückgebaut und allmählich mehr Fettgewebe eingelagert – die meisten Frauen erleben, dass die Brust nochmals größer wird.

Rauchen hat generell einen negativen Effekt auf das Bindegewebe. Die Bänder, die die Brust halten, werden damit auch schlechter, die Brust hängt eher.

Hinzu kommt die Schwerkraft – egal, ob wir an den Polen oder in Äquator-Nähe wohnen! Und das ist auch gut so, denn sonst würde den Frauen mit großen Brüsten die Armfreiheit verloren gehen.

Resümee: Möchte ich als Frau keine Veränderung an meiner Brust, dann sollte ich nicht schwanger werden, nicht rauchen, nicht ab- oder zunehmen und vor allem nicht alt werden!

Gudrun von der Ohe

Gudrun von der Ohe ist Ärztin sowie IBCLC in Hamburg. Sie ist Mutter zweier erwachsener Kinder und hat mit beiden individuell verschiedene Stillzeiten erlebt, an die sie gerne zurückdenkt.

www.stillberatung.info

Der Lauf der Zeit

Als ich 25 Jahre alt war, wurde ich zum ersten Mal schwanger. Ich besuchte einen Geburtsvorbereitungskurs, ölte meinen Bauch ein, suchte die alten Strampelanzüge bei meiner Oma auf dem Dachboden, kaufte niedliche winzige Bodys mit kleinen blauen Bärchen vorne drauf, beauftragte meinen Papa, die alte Wickelkommode blau zu streichen, und ließ mir von meiner Mama einen Kinderwagen und einen Autositz spendieren.

Weil in den Heftchen für Schwangere stand, dass man einen Still-BH und Stilleinlagen brauchen würde, kaufte ich auch 2 Still-BHs und eine Packung Stilleinlagen. Kurz vorher hatte ich noch gar nicht gewusst, was Stilleinlagen sind und wofür man sie braucht. Ich machte mir also um ziemlich viele Dinge Gedanken – und im Mittelpunkt dieser Gedanken stand immer mein Baby. Nur über eine einzige Sache habe ich wirklich niemals nachgedacht: dass das Stillen meine Brüste irgendwie verändern könnte.

Nun muss ich ehrlicherweise zugeben, dass ich vorher sowieso nicht viel über das Stillen nachgedacht habe. Ich habe es dann einfach gemacht. Und es waren die intensivsten Momente, die ich mit meinen Kindern in den ersten Monaten erlebt habe.

Jetzt bin ich mehr als ein Jahrzehnt älter, Mutter von 4 Kindern, Kinderärztin und Stillberaterin. Einerseits kann ich es noch immer nicht so richtig verstehen, dass Frauen sich über die Form ihrer Brüste während oder nach der Stillzeit Sorgen machen. Da ich erst nach dem dritten Kind wieder in die Hosen von vor der ersten Schwangerschaft passte, halte ich das „Brustproblem“ für total überbewertet. Irgendwie kommt bei einer Schwangerschaft doch bei den meisten Frauen alles ein bisschen außer Form: der Po, der Bauch und – ja klar – auch die Brust.

Und außer Form gerät mit der Geburt des Babys erst recht auch das Leben. War ich vorher Studentin (mit knackigen Brüsten – zumindest in meiner Erinnerung) –, so war ich einige Zeit später Mutter (nun mit milchvollen Brüsten). Jetzt bin ich immer noch Mutter und sorge mich um Vieles, nie aber um die Form meiner Brüste.

Andererseits begegnen uns täglich perfekte Brüste: Werbung, Fernsehen und Zeitschriften erinnern jede Frau und jeden Mann daran, wie das Ideal aussieht. Und unweigerlich muss ich mich da ab und zu doch mal vergleichen – so sehe ich nämlich nicht aus. Aber: So sah ich auch nie aus. Und so sahen die meisten Frauen nie aus. Daran hätte auch ein Verzicht auf das Stillen nichts geändert.

Hätte ich aber nicht gestillt, dann wäre ich um unzählige schöne Momente und Erfahrungen ärmer und meine Kinder hätten nicht den optimalen Milchstart ins Leben bekommen. Seien wir doch mal ehrlich: Wahrscheinlich wären – hätte ich nicht gestillt – Brüste (UND Po UND Bauch und und und) trotzdem nicht mehr so knackig wie mit 25. Einen Verzicht auf das Stillen wäre es jedenfalls nicht wert gewesen.

Schwangerschaft, Kinder und der Lauf der Zeit verändern uns eben. Sie verändern unsere Seele, sie verändern unseren Körper. Wenn ich mich für das Leben entscheide, muss ich das akzeptieren. Und: entscheide ich mich, mein Kind zu stillen, dann kann ich ihm die innigste Bindung, die optimalste Ernährung und den stabilsten Baustein für ein gesundes Leben geben.

Frauen können sich aus vielen Gründen gegen das Stillen entscheiden. Aber aus Angst um eine schöne Brust sollte keine Frau auf diese einmalige Erfahrung verzichten. Ich danke daher allen Frauen, die uns hier zeigen, wie ihre Brüste heute aussehen: in einem bestimmten Alter, nach einer oder mehreren Schwangerschaften und nach unterschiedlich langen Stillzeiten.

Julia Gottschalk

Dr. med. Julia Gottschalk ist Oberärztin in der Pädiatrie des Klinikums Görlitz. Sie hat 4 Kinder und über 7 Jahre Stillerfahrung.

100 x Mamas Milchbar im Portrait

[T01] Katrin, 21

„Meine Brust ist immer noch fest und in Form."

Kinder: 1; schwanger in der 24. Schwangerschaftswoche
Stillzeit: seit 17 Monaten

Welche Bedeutung hat das Stillen für dich? Eine große Bedeutung, es ist mehr als nur Ernährung, es ist Nähe, Geborgenheit, Liebe und Wärme. Ich genieße das Stillen sehr, auch nach 13 Monaten noch.

Hat sich deine Brust durch das Stillen verändert und wie empfindest du diese Veränderung? Ich habe keine Veränderung wahrgenommen, sie ist noch immer fest und in Form.

Hat sich die Einstellung zu deinem Körper durch das Stillen verändert? Ja. Man lernt seinen eigenen Körper besser kennen. Hört mehr auf seinen Körper bzw. sein Empfinden und seine Instinkte.

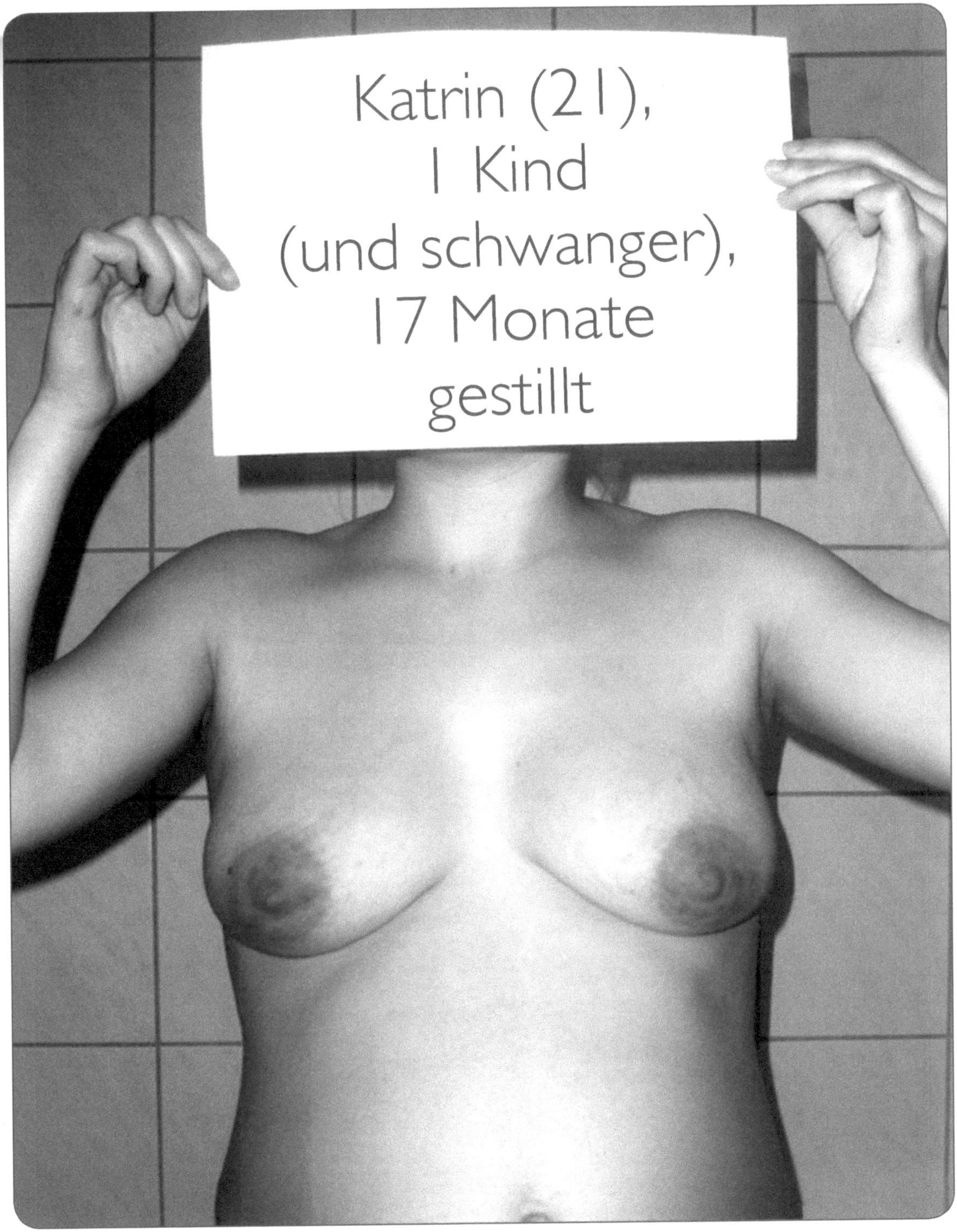
Katrin (21),
1 Kind
(und schwanger),
17 Monate
gestillt

[T02] Marie, 22

Kinder: 1
Stillzeit: 14 Monate

„Ich hatte keinen einfachen Stillstart, da ich an Neurodermitis leide."

Welche Bedeutung hat das Stillen für dich? Für mich selbst hatte und hat das Stillen eine sehr große Bedeutung.

Als ich schwanger wurde, war mir sofort klar, dass ich unbedingt stillen möchte. Nach der Geburt meines Sohnes im Geburtshaus betreute mich meine Hebamme bei mir zu Hause und half mir bei Startschwierigkeiten. Ich fand es für mich sehr wichtig, solch einen vertrauten Berater zu haben, welcher mich in jeder Hinsicht immer voll unterstützte.

Ich hatte keinen einfachen Stillstart, da ich an Neurodermitis leide und dadurch mit meiner Haut zu kämpfen hatte. Außerdem musste ich in der dritten Lebenswoche meines Sohnes eine Woche auf das Stillen verzichten, da ich starke Medikamente bekam. Trotzdem habe ich alles dafür getan, weiterstillen zu können, und bin unglaublich froh gewesen, als dann alles klappte.

Ich stillte meinen Sohn 14 Monate und musste dann leider auf dringlichste Bitte meines Arztes abstillen.

Heute sehne ich mich oft danach, meinen Sohn zu stillen, es war eine schöne und intensive Zeit und ich bin mir sicher, dass ich mein nächstes Kind wieder stillen werde und dann die Stillzeit hoffentlich länger genießen darf.

Hat sich deine Brust durch das Stillen verändert und wie empfindest du diese Veränderung? Meine Brust ist während der Schwangerschaft und Stillzeit natürlich wesentlich größer geworden. Jetzt, nachdem ich abgestillt habe, ist sie etwas kleiner als vor der Schwangerschaft. Mich selbst stört das eher weniger, da ich noch nie viel Wert auf eine große Brust gelegt habe. Sicherlich fühlt sie sich nicht mehr so voll an wie früher, aber ich würde nicht sagen, dass ich mich deswegen nicht mehr schön finde.

Hat sich die Einstellung zu deinem Körper durch das Stillen verändert? Früher habe ich mich oft zu dick gefühlt und hatte immer etwas an mir auszusetzen. Aber jetzt ist all das irgendwie in den Hintergrund gerückt. Ich kenne meinen Körper besser, ich weiß, was gut an mir aussieht, und ich weiß auch, dass ich nicht mehr so einen „perfekten" Körper habe wie vor der Schwangerschaft.

Ich habe z.B. wahnsinnig viele und dicke Schwangerschaftsstreifen bzw. -risse auf meinem Bauch. Aber es stört mich nicht so sehr, da ich dafür einen wunderbaren und hübschen Sohn bekommen habe, und das ist so viel schöner und wertvoller als ein einsamer, perfekter Körper, finde ich.

Und was meint dein Partner? „Als ich Marie als Partnerin neu kennenlernte, war ihr Sohn schon 11 Monate alt, und Marie hat noch halb gestillt. Ich kannte also von Anfang an nur eine „stillende Brust".

Ich war sehr scheu, hatte ich doch noch nie Erfahrung mit so etwas gemacht. Am Anfang traute ich mich gar nicht, ihre Brust zu berühren oder gar zu küssen, obwohl sie mir immer wieder beteuerte, dass da nichts „rauskommt" oder sonst irgendetwas. Ich hatte aber große Angst davor und richtige Wahnvorstellungen.

Mit der Zeit gewöhnte ich mich aber daran und wurde auch unvorsichtiger. Schließlich begriff ich, wie gut das Stillen für das Baby ist, und welch wichtige Funktion die Brust damit übernimmt!

Mit dem Abstillen folgte auch ein geringer Rückgang der Brust, was ich aber als total positiv empfand. Die Brustform ist nach wie vor sehr schön, wenn nicht sogar noch schöner.

Jetzt würde ich sogar sagen: Sollte Marie nochmal schwanger werden, hätte ich von Anfang an kein Problem mehr damit, mit der „neuen Brust" umzugehen. Es ist und bleibt für die Mutter, das Kind und auch den Partner eine wundervolle Erfahrung, ein Kind zu stillen!"

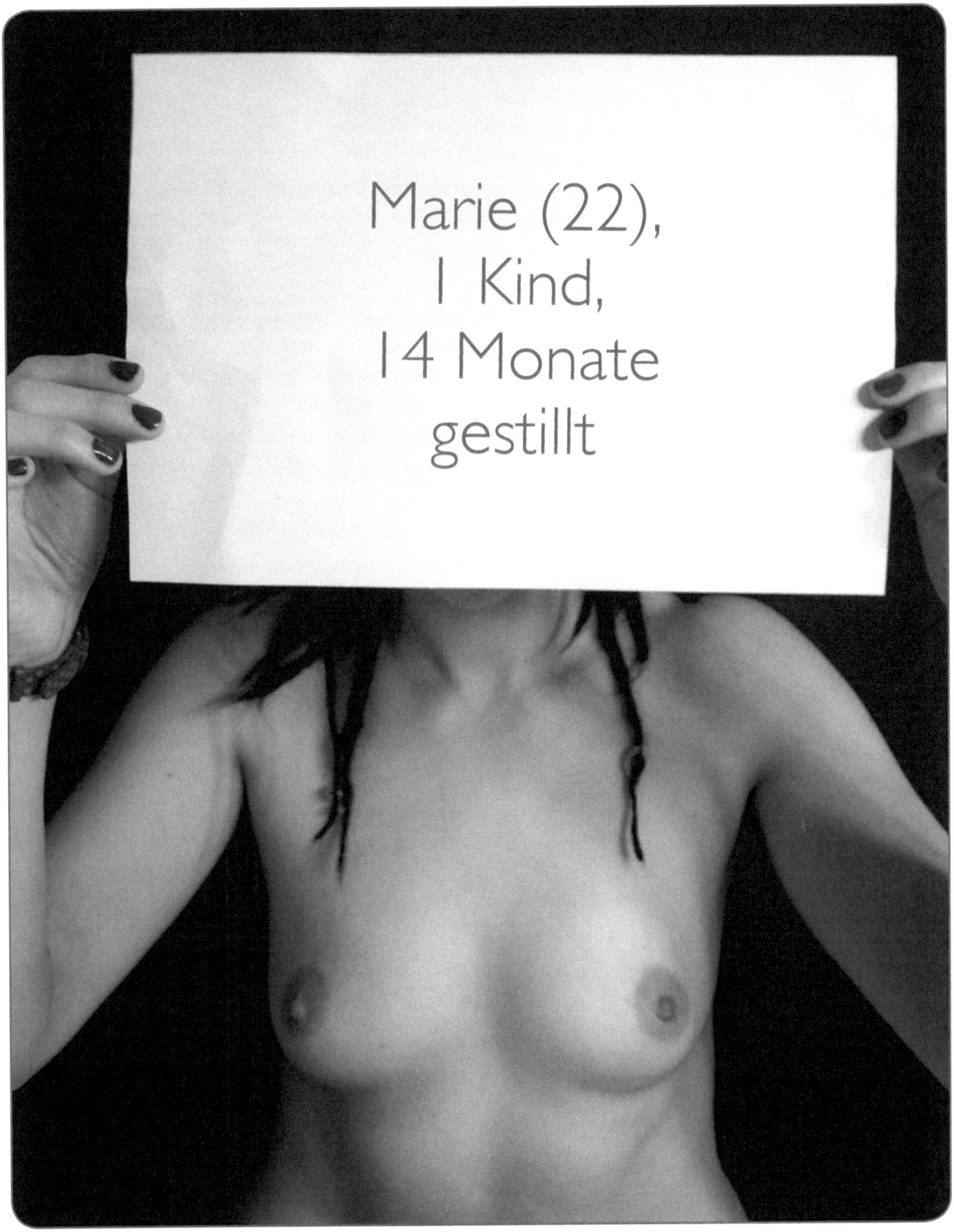
Marie (22),
1 Kind,
14 Monate
gestillt

[T03] Stefanie, 23

„Es ist für mich eine so wundervolle Zeit."

Kinder: 1; schwanger in der 21. Schwangerschaftswoche
Stillzeit: seit 9 Monaten

Welche Bedeutung hat das Stillen für dich? Für mich stand bereits in der Schwangerschaft fest, dass ich mein Kind stillen möchte. Ich belas mich über das Stillen und ging sogar zu einem Seminar, wo eine Ärztin über das Stillen informierte.

Als mein Sohn dann geboren wurde, klappte es von Anfang an sehr gut, sodass ich meine Stillzeit vom ersten Tag an genießen konnte.

Ich stille mein Kind nicht nur, damit es Nahrung zu sich nimmt, sondern auch zum Trost oder wenn ich das Gefühl habe, er möchte einfach nur Nähe.

Es ist für mich eine so wundervolle Zeit, meinem Sohn jeden Tag aufs Neue so viel Liebe und Zuneigung geben zu können.

Hat sich deine Brust durch das Stillen verändert und wie empfindest du diese Veränderung? Meine Brust hat sich seit dem Milcheinschuss um zwei Körbchengrößen vergrößert, was ich anfangs nicht so toll fand, da ich sowieso schon eine sehr große Brust hatte.

Mittlerweile habe ich mich aber daran gewöhnt!

Hat sich die Einstellung zu deinem Körper durch das Stillen verändert? Nein. Ich stehe immer noch so zu meinem Körper wie vor der Stillzeit. Aber ich akzeptiere ihn so, wie er ist.

Und was meint der Partner? „Ich finde es super, dass meine Frau stillt. Meiner Meinung nach ist es das Normalste der Welt, ein Kind zu stillen. Außerdem hat es den positiven Nebeneffekt, dass wir keine teure Pre-Nahrung kaufen müssen.

Wenn ich ehrlich bin, empfinde ich es als überhaupt nicht schlimm, dass ihre Brüste größer geworden sind. ☺"

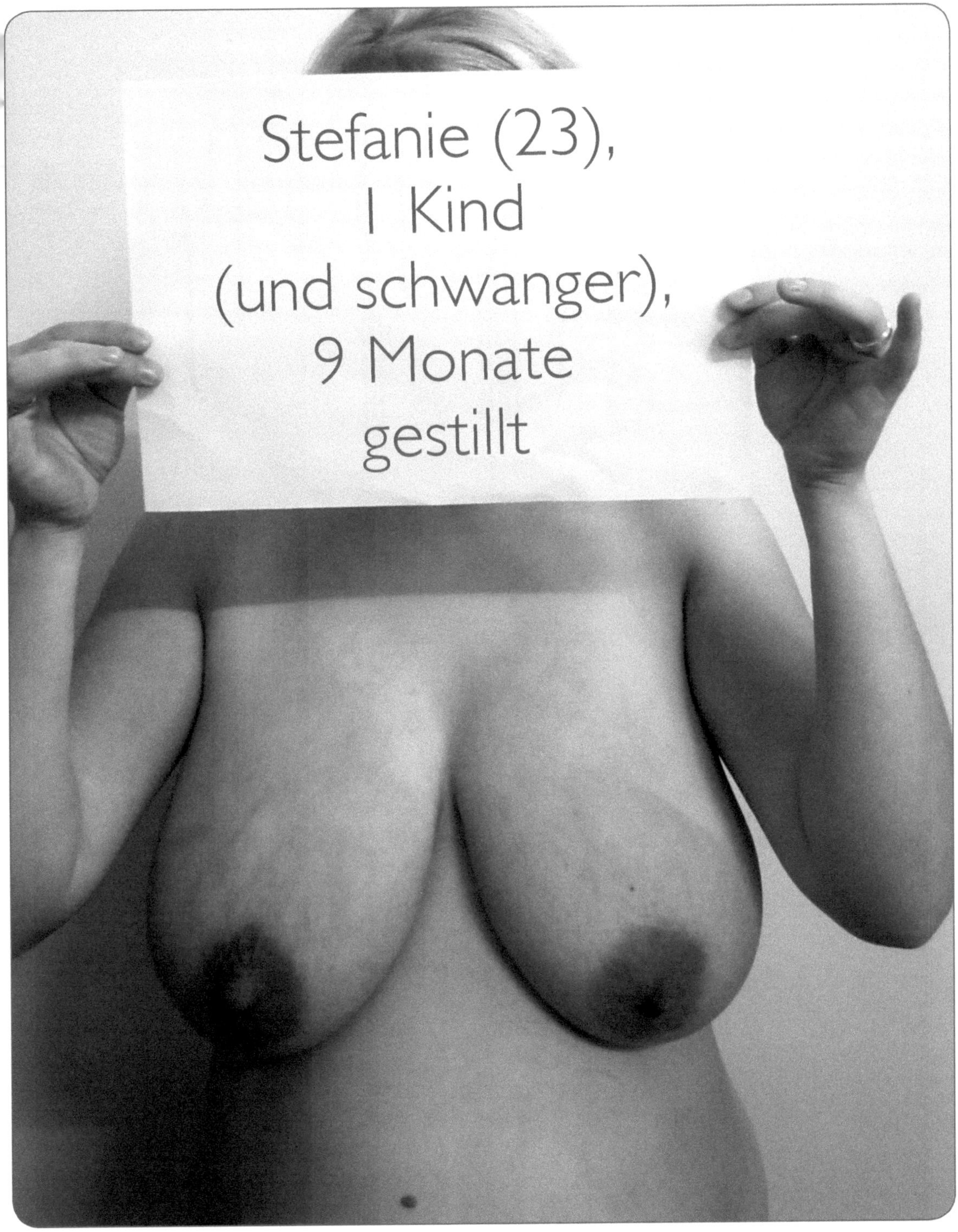
Stefanie (23),
1 Kind
(und schwanger),
9 Monate
gestillt

[T05] Christin, 24 „Meine Brust ist nach dem Abpumpen kleiner geworden."

Kinder: 1
Stillzeit: 1 Woche gestillt, danach 2 Wochen abgepumpt

Welche Bedeutung hat das Stillen für dich? Ich wollte stillen, doch da bei mir die Brustwarzen sehr entzündet waren und ich einen Milchstau hatte, ging es leider nicht. Deswegen habe ich abgepumpt.

Hat sich deine Brust durch das Stillen verändert und wie empfindest du diese Veränderung? Meine Brust hat sich verändert, sie ist nach dem Abpumpen kleiner geworden als vor der Schwangerschaft.

Hat sich die Einstellung zu deinem Körper durch das Stillen verändert? Wenn ich nochmal ein Kind bekomme würde, würde ich versuchen, länger zu stillen.

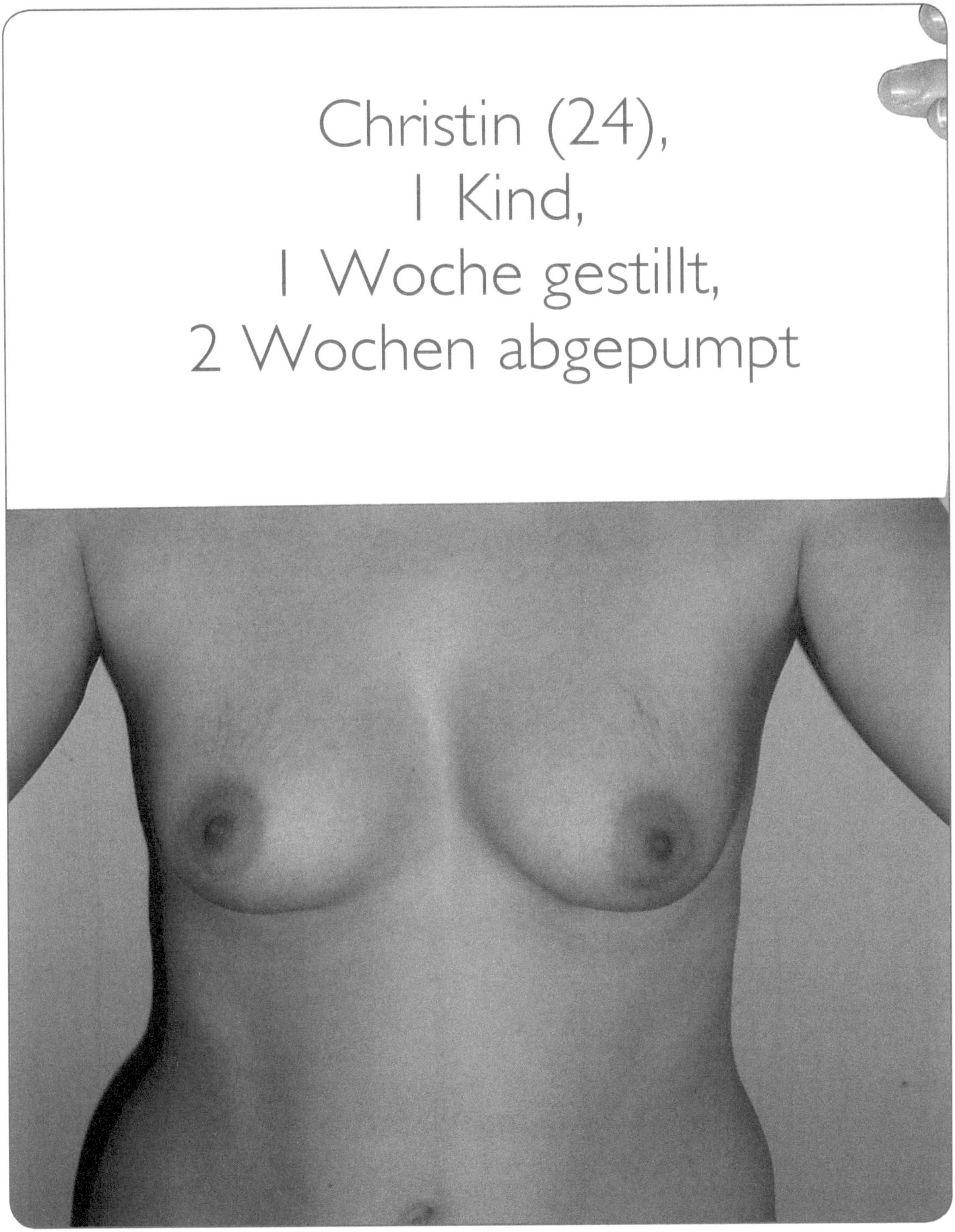
Christin (24),
1 Kind,
1 Woche gestillt,
2 Wochen abgepumpt

[T04] Maria, 24

„Mein Partner fand und findet die größeren Brüste toll."

Kinder: 1
Stillzeit: 3 Monate

Welche Bedeutung hat das Stillen für dich? Das Stillen hatte für mich eine wichtige Bedeutung: Es gibt sehr viel Nähe zum Kind, ist das Beste, was man dem Kind für den Start ins Leben geben kann, und ist sogar noch umsonst.

Aber durch unseren Umzug und den damit verbundenen Stress wollte mein Kind alle zehn Minuten an die Brust, und der Papa und die Oma haben dann immer wieder gesagt, dass er nicht satt wird und ich doch was zufüttern soll.

Hat man aber einmal mit dem Zufüttern angefangen, ist es mit dem Stillen schnell vorbei.

Ich war dann auch ganz froh, so konnte die Oma mir den Kleinen auch mal länger abnehmen und ich in Ruhe die Kisten packen.

Jetzt weiß ich, dass mein Kind nur mehr Nähe und Aufmerksamkeit von mir haben wollte, und würde es beim zweiten Kind anders machen.

Hat sich deine Brust durch das Stillen verändert und wie empfindest du diese Veränderung? Es gibt, glaube ich, wenige Frauen, die sich nicht über eine größere Brust freuen, und in der Stillzeit ist sie ja auch sehr fest.

Danach lässt das etwas nach, aber nach einer gewissen Zeit ist die Brust fast wieder wie vorher. Meine Brüste sind sogar größer geblieben. Dadurch sind sie zwar nicht mehr ganz so fest wie vorher, aber das ist ja vollkommen normal.

In der Schwangerschaft hab ich das Piercing drin gehabt und es erst zur Entbindung rausgenommen. Beim Stillen hatte ich es die ganze Zeit draußen. Ich habe es aber einmal am Tag rein- und danach gleich wieder rausgemacht, damit das Loch nicht zuwächst.

Beim Stillen hatte es den Vorteil, dass sich der kleine Mann an dieser Brust nicht so sehr anstrengen musste, da die Milch schon von alleine lief. Ich habe keine Probleme damit gehabt.

Hat sich die Einstellung zu deinem Körper durch das Stillen verändert? Also in der Stillzeit hat sich mein Körper (außer die Brust) nicht verändert, die Veränderung kommt ja durch die Schwangerschaft.

Und was meint dein Partner? Mein Partner fand und findet die größeren Brüste toll. Wer würde das denn nicht? Wenn wir Sex hatten in der Stillzeit, hat es ihn eher gestört, immer den BH umlassen zu müssen, weil meine Brüste sonst ausgelaufen sind. Er war daher sehr froh, als das vorbei war.

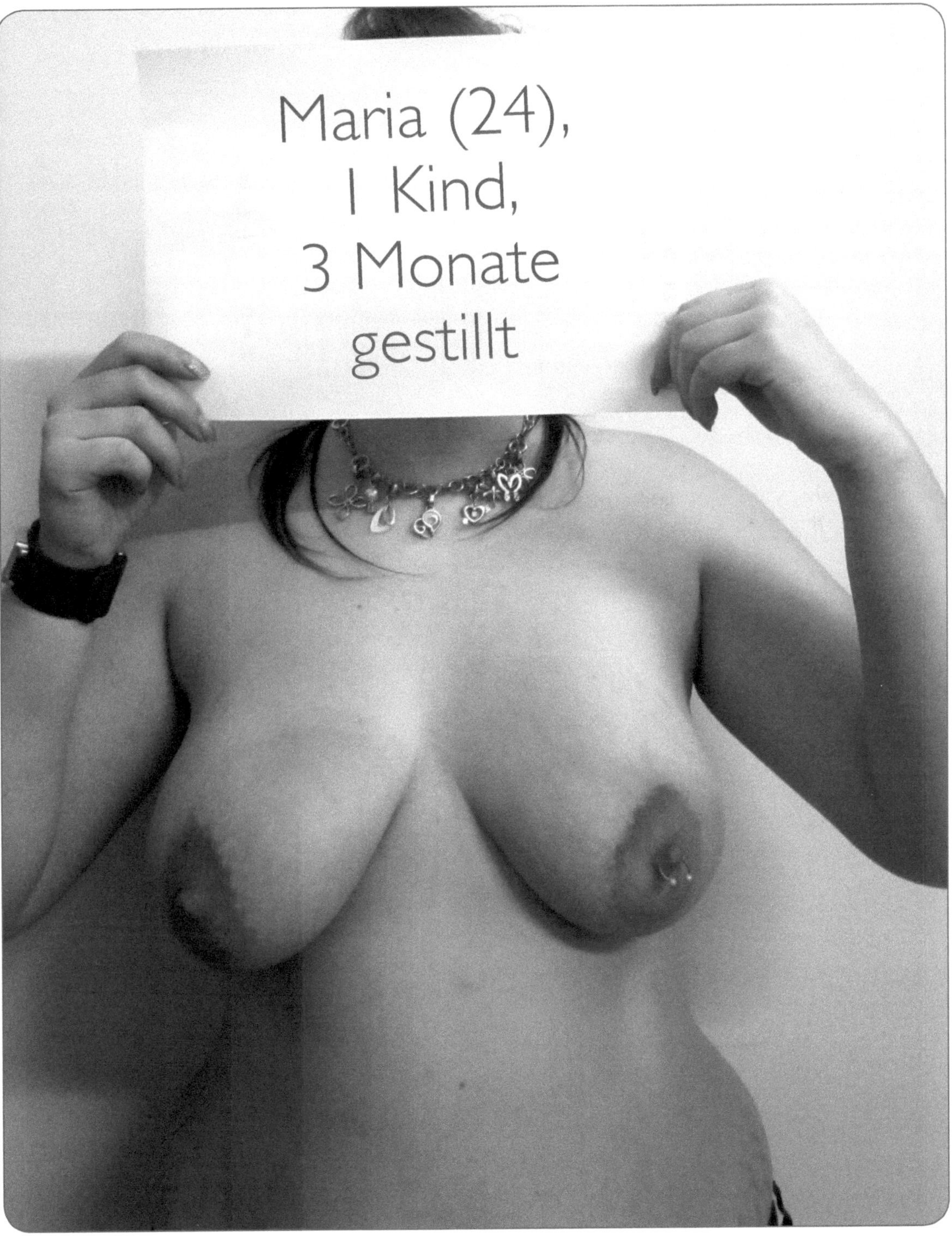
Maria (24),
1 Kind,
3 Monate
gestillt

[T06] Nadja, 24

„Ich denke, meine Brust ist etwas größer geworden."

Kinder: 1
Stillzeit: seit über 1 Jahr

Welche Bedeutung hat das Stillen für dich? Das Stillen ist für mich sehr wichtig. Muttermilch beinhaltet einen besonderen Schutz gegen Krankheiten, und man hat eine emotionale Bindung zu seinem Kind. Es fühlt sich sehr geborgen und sicher. Muttermilch hat man immer mit dabei, und sie hat immer die ideale Temperatur ☺ – eine super Sache.

Hat sich deine Brust durch das Stillen verändert und wie empfindest du diese Veränderung? Optisch hat sie sich nicht viel verändert. Ich denke, meine Brust ist etwas größer geworden.

Negativ ist, dass meine Brust sehr empfindlich geworden ist. Da ich sehr viele Schmerzen beim Stillen hatte, ist sie jetzt empfindlicher als vorher.

Hat sich die Einstellung zu deinem Körper durch das Stillen verändert? Nein, nicht wirklich, außer dass ich jetzt ein bisschen empfindlicher reagiere als früher, was meine Brust angeht.

Ich würde jederzeit wieder stillen. Auch wenn es für mich unangenehm war, es ist und bleibt das Beste fürs Baby.

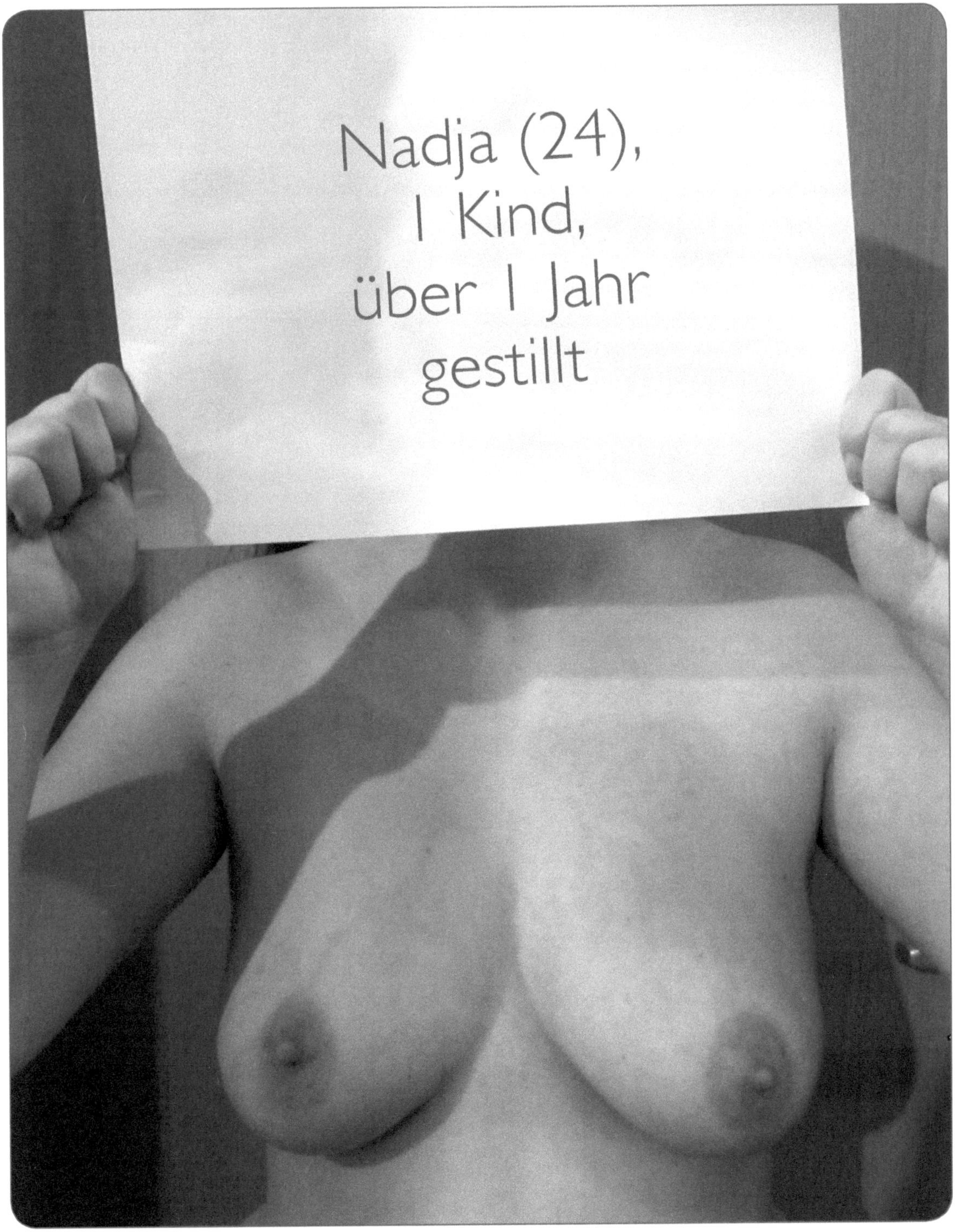
Nadja (24),
1 Kind,
über 1 Jahr
gestillt

[T07] Anne, 25

Kinder: 1
Stillzeit: seit 11 Wochen

„Darüber hinaus macht mich das Stillen sehr flexibel [...] und Geld wird gespart."

Welche Bedeutung hat das Stillen für dich? Stillen ist für mich ein natürlicher Vorgang, bei dem ich meinem Kind viel mitgeben kann. Durch das Stillen wird die Gefahr, Allergien, Bluthochdruck und Mittelohrentzündungen zu bekommen, nachweislich gesenkt.

Neben der gesunden Ernährung spielt die körperliche Nähe für mich eine wichtige Rolle. Ich empfinde eine starke Bindung zu meinem Kind. Wenn ich im Liegen stille, kann auch ich mich ausruhen. Oft schläft der Kleine dabei ein.

Darüber hinaus macht mich das Stillen sehr flexibel. Der Babynahrungseinkauf entfällt, denn ich habe die Muttermilch immer dabei, und Geld wird gespart. Besonders nachts empfinde ich es als Belastung, Instantmilch erst aufwärmen zu müssen.

Hat sich deine Brust durch das Stillen verändert und wie empfindest du diese Veränderung? Meine Brust hat sich während der Schwangerschaft vergrößert. Mit meiner Brustgröße bin ich, vorher wie nachher, immer zufrieden gewesen.

Ich hatte anfangs Schwierigkeiten beim Stillen und bekam dadurch auch einen Milchstau in meiner rechten Brust. Im Zuge dieser Probleme hatte sich meine Brustwarze auch entzündet, und es ist heute eine kleine Narbe zu sehen.

Die Veränderung der Brüste gehört für mich selbstverständlich zur Schwangerschaft bzw. Stillzeit.

Hat sich die Einstellung zu deinem Körper durch das Stillen verändert? Ich achte jetzt mehr auf meinen Körper. Insbesondere bei der Ernährung, denn alles, was ich esse und trinke, gebe ich durch die Muttermilch an meinen Sohn weiter. Das heißt für mich aber nicht Totalverzicht, denn eine Tasse Kaffee gönne ich mir trotzdem.

Und was meint dein Partner? „Ich finde es gut, dass meine Frau unser Kind voll stillt. Das Stillen ist für mich selbstverständlich. Anfangs haben wir etwas zugefüttert. Dies habe ich besonders nachts als große Belastung empfunden, da erst das Fläschchen erwärmt werden musste. Jetzt, beim vollen Stillen, schlafe ich in der Regel durch. Das Stillen – ein bis zwei Mal pro Nacht – bekomme ich meistens nicht mit.

Die Brüste meiner Frau haben sich in der Schwangerschaft vergrößert und sind empfindlicher geworden, sodass ich mehr Acht geben musste."

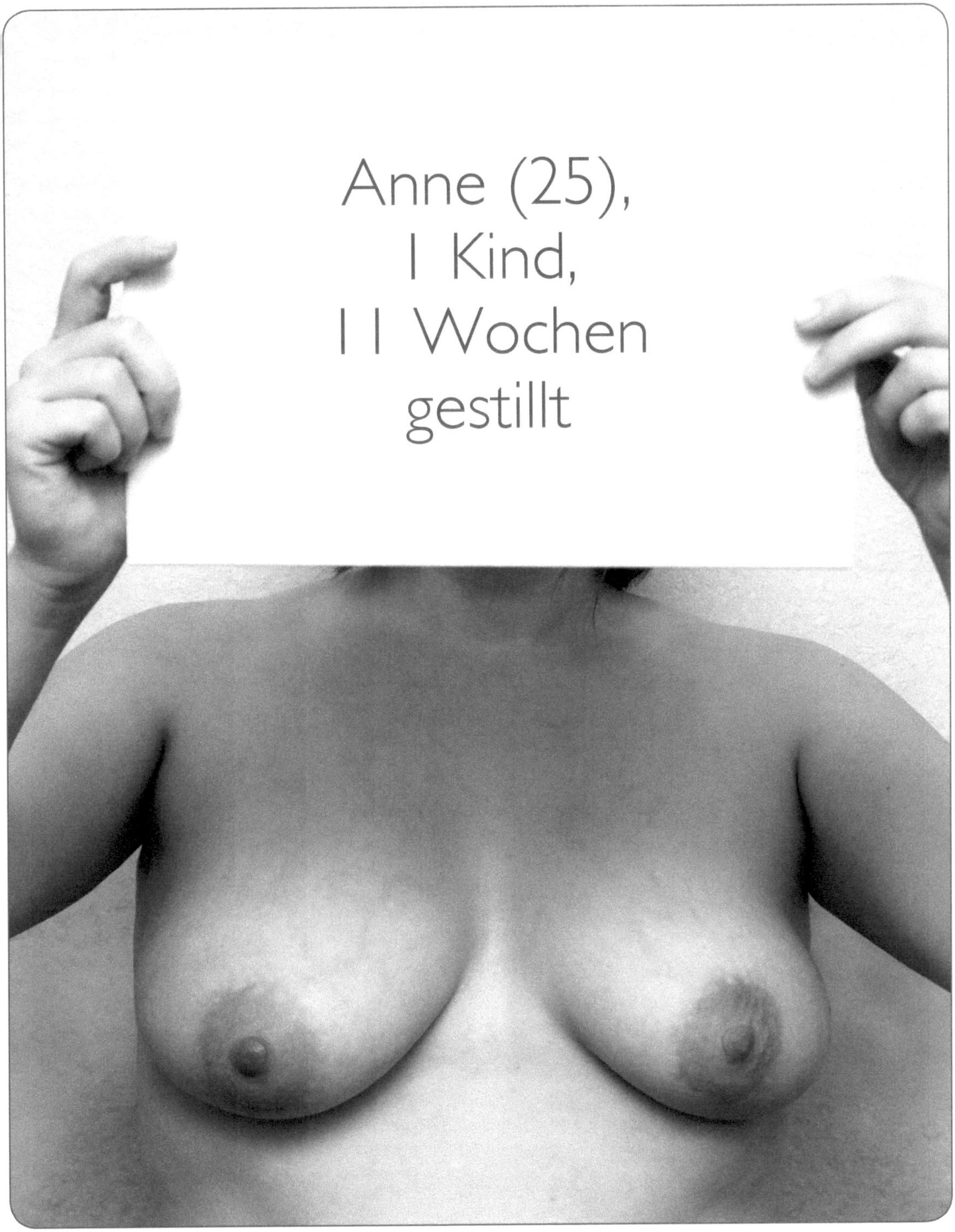
Anne (25),
1 Kind,
11 Wochen
gestillt

[T08] Julia, 26

Kinder: 1
Stillzeit: 10 Monate

„Mein Freund sagte irgendwann beim Stillen mal zu mir: ‚Die Brust ist ja größer als der Kopf unseres Kindes!'"

Welche Bedeutung hat das Stillen für dich? Schon in der Schwangerschaft war für mich klar, dass nur das Stillen für mein Baby und mich in Frage kommt. Ich wollte von Anfang an meinem Baby etwas Gutes tun. Ich wusste, dass Muttermilch die beste Ernährung ist, und dass unser Zwerg dadurch noch ein paar extra Kuscheleinheiten bekommt.

Hat sich deine Brust durch das Stillen verändert und wie empfindest du diese Veränderung? Meine Brust war das Erste, was sich veränderte. Ich habe schon immer eine große Brust gehabt, aber was sich durch das Stillen daraus entwickelte, war wirklich monströs.

Am Anfang hatte ich wirklich oft Schmerzen und ein ständiges Ziehen. Mein Freund sagte irgendwann beim Stillen mal zu mir: „Die Brust ist ja größer als der Kopf unseres Kindes!"

Jetzt, nachdem ich nicht mehr stille, ist alles wie vor der Schwangerschaft. Meine Brust ist wieder normal groß, und ich habe auch kein Ziehen mehr.

Hat sich die Einstellung zu deinem Körper durch das Stillen verändert? Am Anfang habe ich mich manchmal für meine große Brust geschämt, aber als ich stolz sagen konnte, dass ich stille, war ich völlig selbstbewusst.

Seitdem gehe ich auch ganz anders mit meinem Körper um. Ich fand es schon beim Stillen schön, den Körperkontakt mit meinem Kind noch intensiver zu spüren.

Ich finde es auch nicht mehr gar so schlimm, dass ich noch ein paar Speckrollen habe! Denn ich habe einem wunderbaren kleinen Wesen geholfen, gesund auf die Welt zu kommen, um ihm all meine Liebe und Wärme zu geben.

Und was meint dein Partner? Mein Freund hatte damit kein Problem. Er empfand es eigentlich wie immer. Es war am Anfang sehr spannend, zu erfahren, wie intensiv ich jetzt an meiner Brust empfinde. Beim Sex fand ich es nur manchmal etwas nervig, wenn mir zwischendurch die Milch eingeschossen ist.

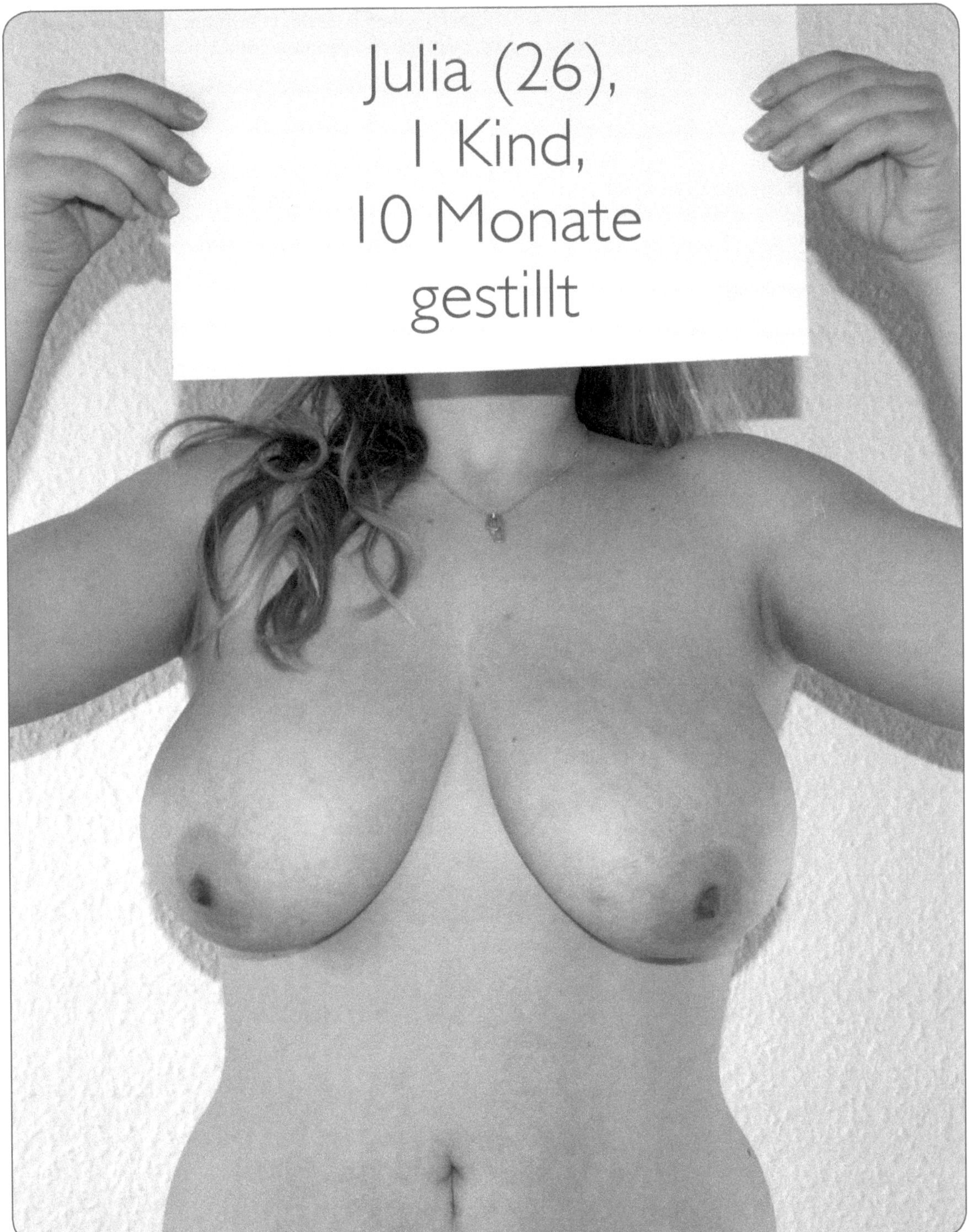
Julia (26),
1 Kind,
10 Monate
gestillt

[T09] Franziska, 27

Kinder: 1
Stillzeit: seit 2,5 Monaten

„Es ist schon echt der Wahnsinn, dass man so ein Kind groß bekommt – ganz aus eigener Kraft.“

Welche Bedeutung hat das Stillen für dich? Das Stillen hat eine große Bedeutung bei uns eingenommen: Alles richtet sich nach dem Stillen und dem Kind! Es ist schon echt der Wahnsinn, dass man so ein Kind groß bekommt – ganz aus eigener Kraft, auch wenn es dadurch manchmal stressig ist und man sich nicht ewig von zu Hause wegbewegen kann.

Hat sich deine Brust durch das Stillen verändert und wie empfindest du diese Veränderung? Natürlich ist die Brust aufgrund der Milch vergrößert bzw. verändert! Meine Brust ist ebenfalls etwas gerissen, das nimmt man aber in Kauf ☺

Hat sich die Einstellung zu deinem Körper durch das Stillen verändert? Da man für die Ernährung des Kindes zuständig ist, achtet man – wie auch in der Schwangerschaft – schon auf die Ernährung.

Und was meint dein Partner? Meinem Partner ist die Stillzeit ebenfalls sehr wichtig. Sie stärkt die Bindung zu den Eltern und ist somit gut für die Entwicklung und das Wachstum des Kindes.

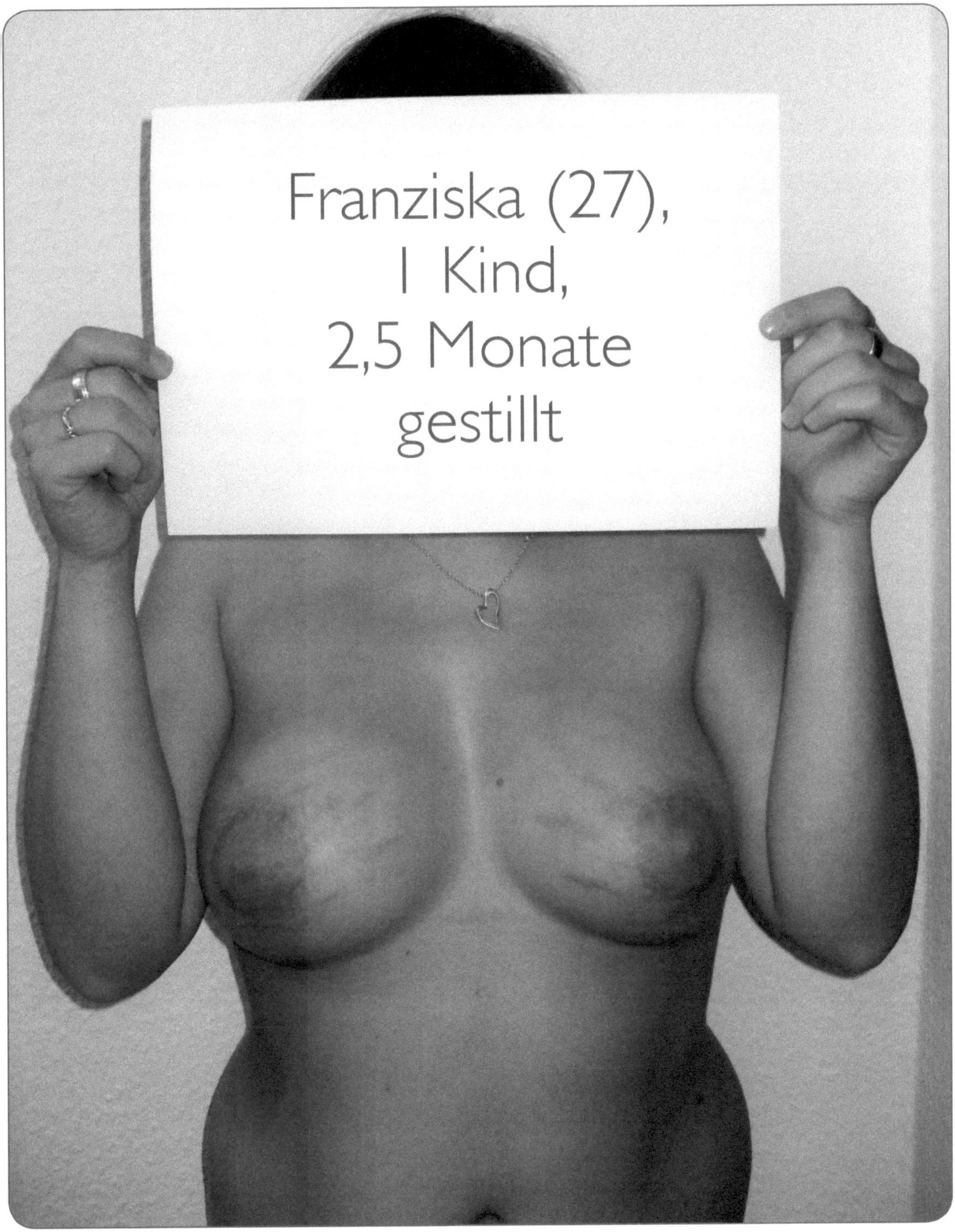
Franziska (27),
1 Kind,
2,5 Monate
gestillt

[T11] Andrea, 28

„Meine Brust ist größer als vor der Schwangerschaft."

Kinder: 1
Stillzeit: 9 Monate

Welche Bedeutung hat das Stillen für dich? Die Zeit, in der ich mein Kind gestillt habe, war für mich eine schöne und wichtige Erfahrung.

Obwohl ich zum Anfang unter wunden oder gar blutenden Brustwarzen und einer Brustentzündung litt, bin ich froh, dass ich diese intensive Zeit lange genießen konnte und in schwierigen Momenten durchgehalten habe. Ich habe Frauen mit Tränen in den Augen gesehen, die in dieser Zeit aufgaben und mit Traurigkeit auf stillende Mütter sahen.

Hat sich deine Brust durch das Stillen verändert und wie empfindest du diese Veränderung? Meine Brust ist größer als vor der Schwangerschaft. Es stört mich nicht, es ist einfach so.

Hat sich die Einstellung zu deinem Körper durch das Stillen verändert? Ich hatte noch nie eine „schöne" Brust, war mit ihr sehr unglücklich.

Heute empfinde ich anders. Ich sehe sie mit anderen Augen, mit meinem „inneren" Auge.

Und was meint dein Partner? Für meinen Partner war es schön zu sehen, dass ich stille. Denn auch ihm war es wichtig, dass unser Kind mit dem, was am besten für es ist, versorgt wird. Man könnte auch sagen, er war stolz, dass ich trotz der Umstände durchhielt.

Natürlich war manchmal auch ein wenig Neid mit dabei, denn in dieser Zeit nahm das Kind „seinen" Platz ein.

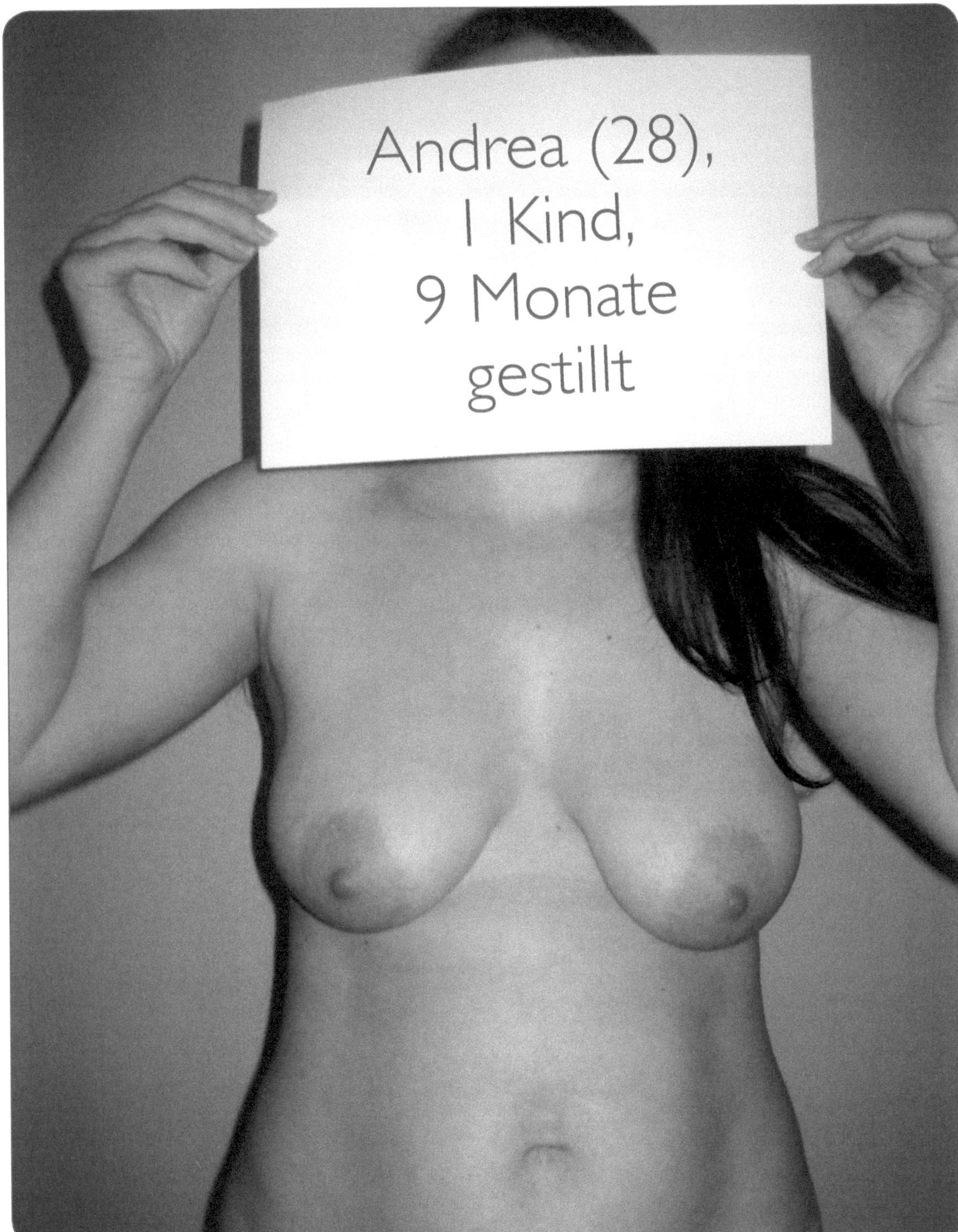
Andrea (28),
1 Kind,
9 Monate
gestillt

[T12] Anja, 28

Kinder: 1
Stillzeit: seit 2 Monaten

„Wenn meine Brüste voll sind, weiß ich, dass er nun bald wieder Hunger hat."

Welche Bedeutung hat das Stillen für dich? Zum einen hat es für mich mit Natürlichkeit zu tun. Stillen ist die natürlichste Art, mein Kind zu ernähren, und irgendwie kommt man doch seinem Ursprung näher.

Zudem ist es für mich eine Verbindung zu meinem Kind. Er ist in mir herangewachsen und wurde durch die Geburt von mir „getrennt", durch das Stillen bin ich mit ihm immer noch verbunden. Es ist, als könne man damit den Abnabelungsprozess noch etwas hinauszögern.

Gerade die ersten Tage und Wochen war es so schön, ihn an meinem Bauch liegen zu haben und die vertrauten Bewegungen zu spüren – nur nicht mehr in mir, sondern außerhalb.

Hat sich deine Brust durch das Stillen verändert und wie empfindest du diese Veränderung? Meine Brust hat sich weniger durch das Stillen verändert als vielmehr durch die Schwangerschaft. Sie ist bereits im ersten Schwangerschaftsdrittel größer geworden.

Ich merke allerdings schon die Tätigkeit meiner Brüste. Sie fühlen sich zeitweise beansprucht an, und die Brustwarzen sind empfindlicher. Das Stillen kommt dann häufig einer Erlösung gleich. Aber das hat wieder diesen Effekt, dass mein Körper und der meines Kindes noch voll aufeinander abgestimmt sind und in einer Einheit miteinander funktionieren.

Wenn meine Brüste voll sind, weiß ich, dass er nun bald wieder Hunger hat. Ich bin ganz fasziniert, wie die Natur das gebaut hat.

Hat sich die Einstellung zu deinem Körper durch das Stillen verändert? Durch das Stillen und durch das Muttersein an sich, aber auch schon durch die Schwangerschaft und die Geburt.

In meinem Körper ist mein Kind herangewachsen. Was für ein Wunder! Neun Monate wurde es durch die Nabelschnur ernährt, und nun ernähre ich es weiterhin mithilfe meines Körpers. Ich danke meinem Körper, dass er das geleistet hat. Meine Wertschätzung und Dankbarkeit für meinen Körper ist gestiegen.

Und was meint dein Partner? „Für mich ist das Stillen etwas ganz Normales, Selbstverständliches. Ich wollte und will, dass meine Frau stillt, und lege auch Wert darauf, denn es ist das Beste und Natürlichste für meinen Sohn.

Zur Brustveränderung kann ich nicht viel sagen. Ja, sie sind etwas größer, aber ich bewerte das nicht."

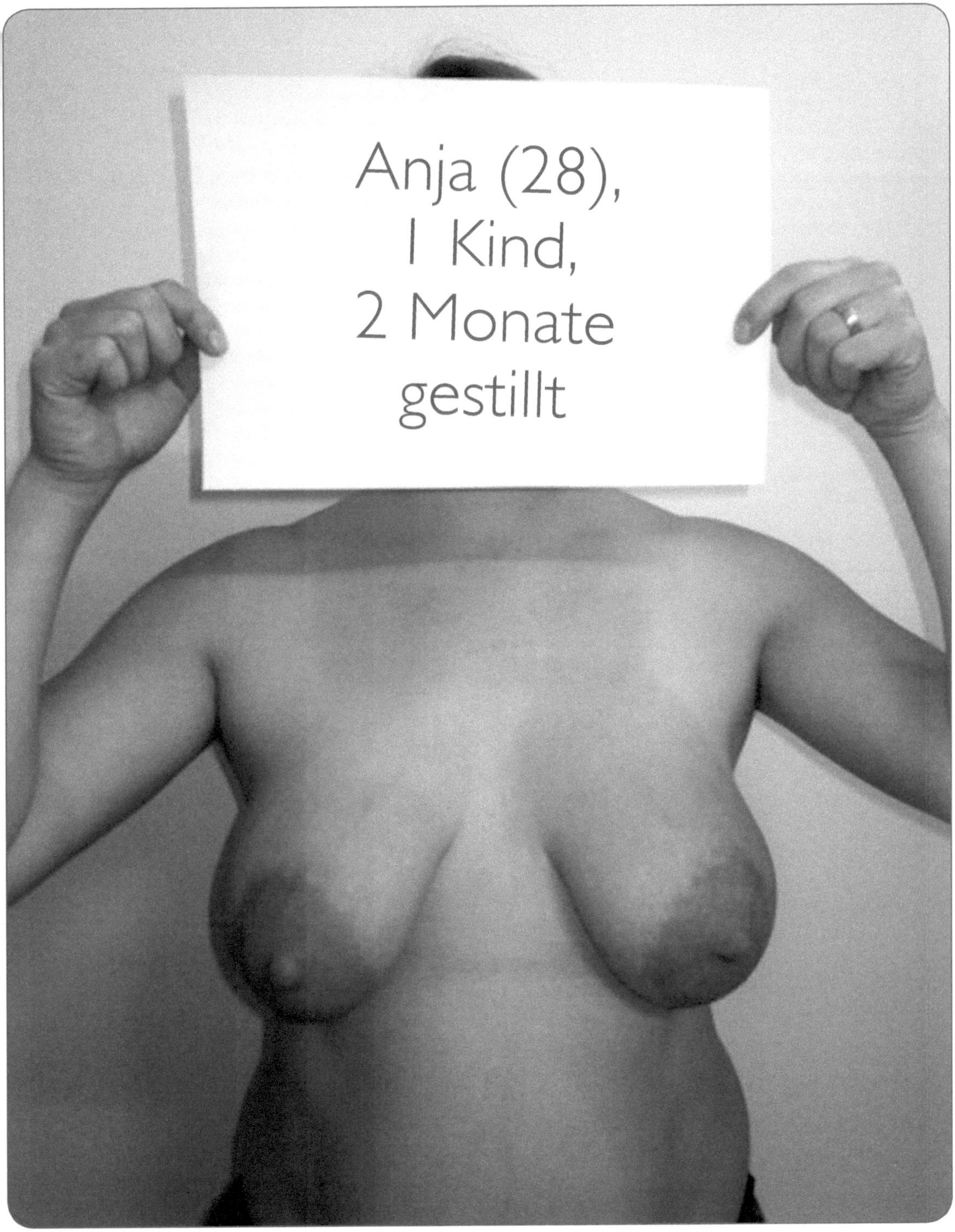
Anja (28),
1 Kind,
2 Monate
gestillt

[T10] Carola, 28

„Es war eine Ruheoase für Mama und Sohn."

Kinder: 1
Stillzeit: 16 Monate

Welche Bedeutung hat das Stillen für dich? Durch das Stillen konnte ich eine intensive Bindung zu meinem Sohn aufbauen. Es war eine Ruheoase für Mama und Sohn, besonders wenn er danach zufrieden einschlief.

Eine enorme Bedeutung messe ich jedoch auch dem Stillen als optimale Ernährung für einen Säugling zu.

Hat sich deine Brust durch das Stillen verändert und wie empfindest du diese Veränderung? Sie ist kleiner geworden und hat ein wenig an Elastizität verloren. Eine kleinere Brust finde ich für mein Körperempfinden besser. Dass sie weniger fest ist, sehe ich jetzt nicht als Problem.

Hat sich die Einstellung zu deinem Körper durch das Stillen verändert? Während der Stillzeit habe ich mich eher als „Ernährerin" gefühlt, weniger als Frau. Als die Stillmahlzeiten weniger wurden, ist das Gefühl des „Frau-Seins" wieder gekommen.

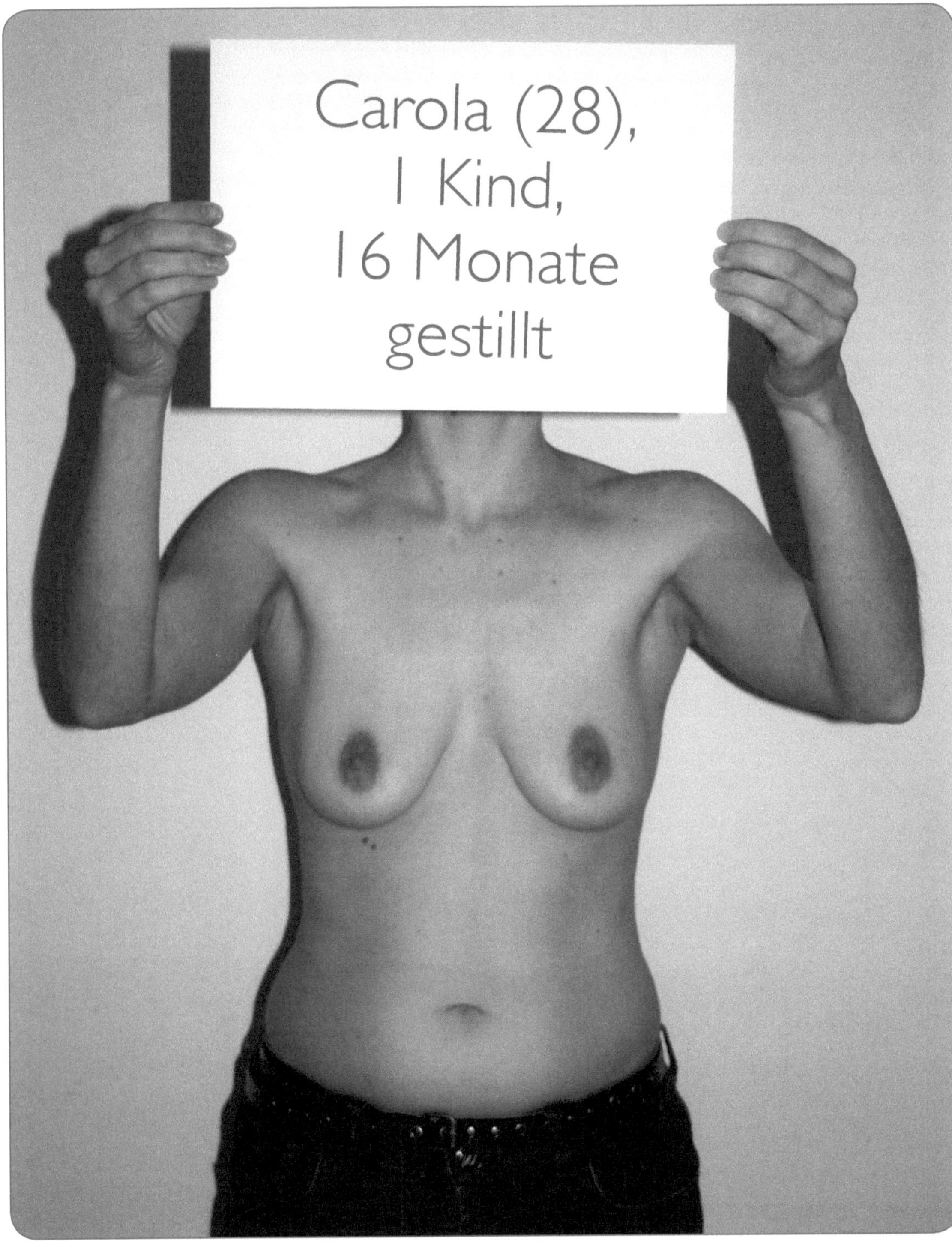
Carola (28),
1 Kind,
16 Monate
gestillt

[T13] Christin, 28

Kinder: 1
Stillzeit: seit 8,5 Monaten

„Extrem finde ich, dass meine linke Brust mehr Milch produziert als die rechte und sie somit größer ist."

Welche Bedeutung hat das Stillen für dich? Als Erstes ist es natürlich für mich ganz wichtig, mein Kind so zu ernähren – und das gesund und preiswert.

Des Weiteren hat für mich aber auch die Nähe zum Kind während des Stillens eine sehr große Bedeutung.

Hat sich deine Brust durch das Stillen verändert und wie empfindest du diese Veränderung? Meine Brust hat sich bereits während der Schwangerschaft stark verändert. Sie hat schnell an Größe zugenommen und ist daher bereits in der Schwangerschaft gerissen.

Extrem finde ich, dass meine linke Brust mehr Milch produziert als die rechte und sie somit größer ist, was natürlich ziemlich blöd aussieht. Zum Glück sieht man es nicht unter den Sachen, sondern nur nackt.

Ich hoffe, nach dem Stillen gleicht sich das Ganze wieder aus.

Hat sich die Einstellung zu deinem Körper durch das Stillen verändert? Ich bin sehr erstaunt, was so ein Körper alles leisten kann.

Ich stille nun schon 8,5 Monate fast voll, da meine Tochter am liebsten Muttermilch zu sich nimmt statt fester Nahrung.

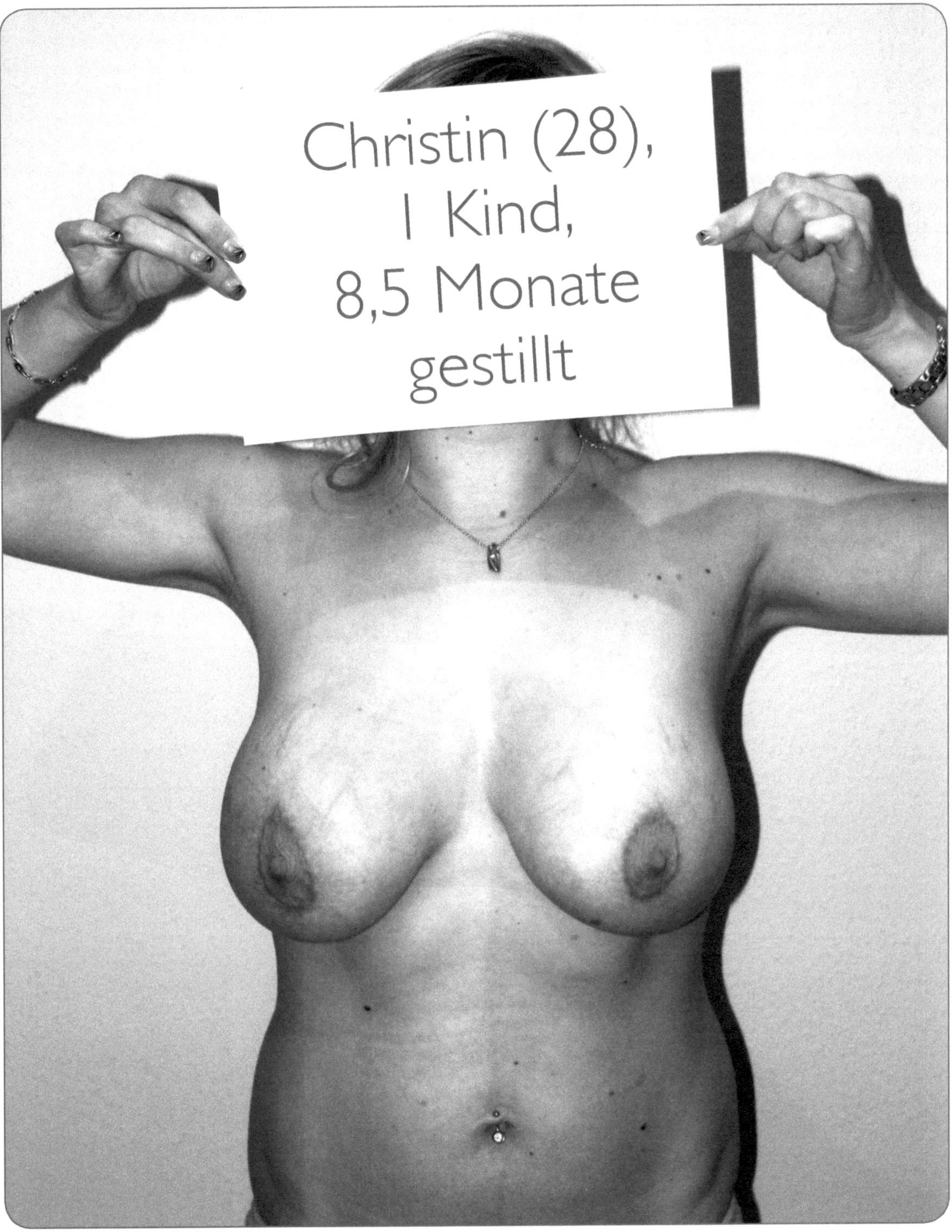
Christin (28),
1 Kind,
8,5 Monate
gestillt

[T14] Andrea, 29

Kinder: 1
Stillzeit: 8 Monate

„Natürlich verändert sich die Brust, sieht nicht mehr so aus wie vorher."

Welche Bedeutung hat das Stillen für dich? Stillen ist für mich sehr bedeutend für die Bindung zwischen Mutter und Kind. Das Kind wird über die Muttermilch mit allem versorgt und erhält durch sie einen natürlichen Abwehrschutz.

Hat sich deine Brust durch das Stillen verändert und wie empfindest du diese Veränderung? Natürlich verändert sich die Brust, sieht nicht mehr so aus wie vorher.

Für die Gesundheit meines Kindes nehme ich das in Kauf. Dass sich mein Körper mit der Zeit eh verändert, kann ich ja nicht ändern.

Hat sich die Einstellung zu deinem Körper durch das Stillen verändert? Es ist schon ein schönes Gefühl, ein kleines Lebewesen mit allem Lebensnotwendigen aus sich selbst heraus versorgen zu können.

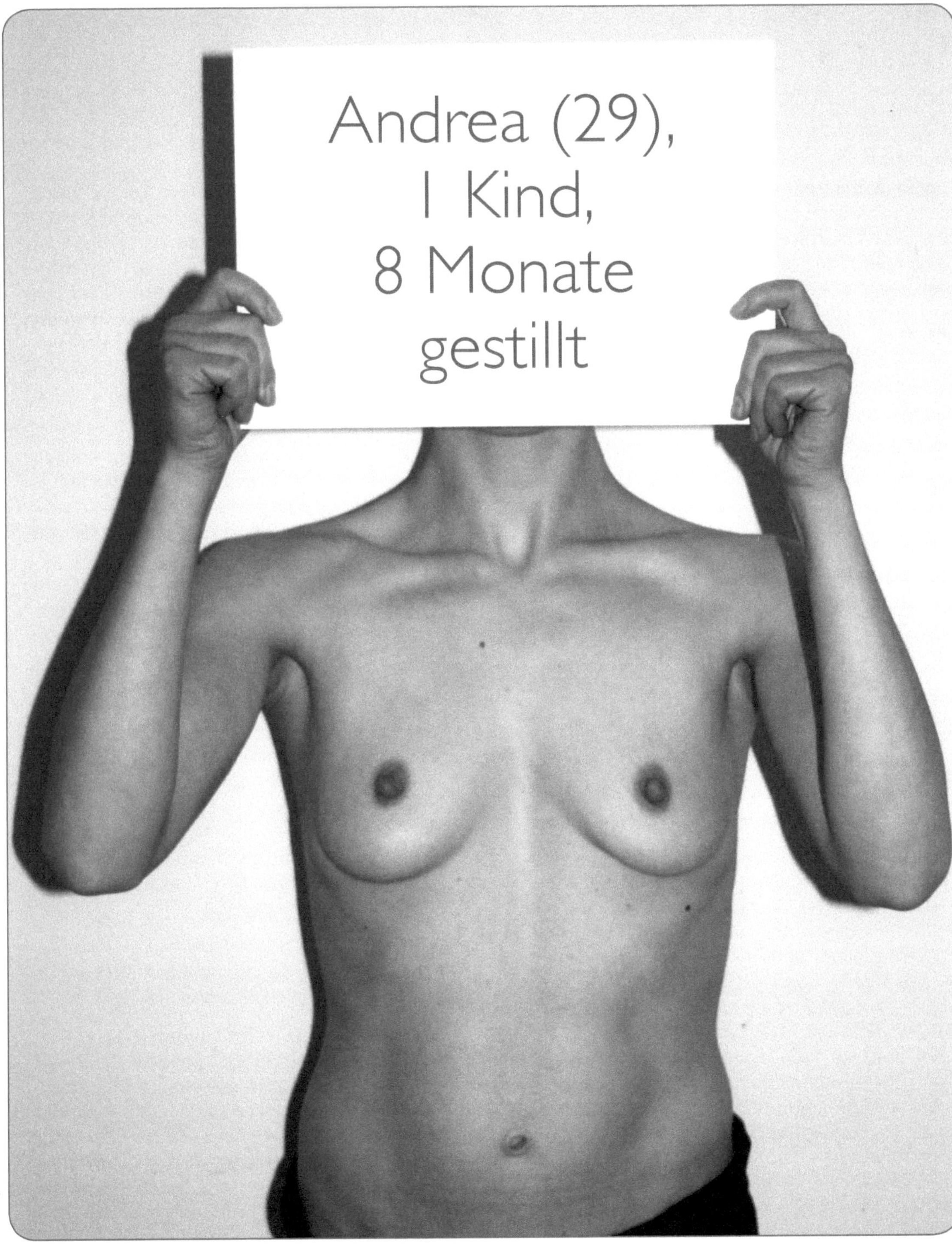
Andrea (29),
1 Kind,
8 Monate
gestillt

[T18] Mandy, 29 **„Mir macht es nichts aus, in der Öffentlichkeit zu stillen."**

Kinder: 2
Stillzeit: 1. Kind seit 21 Monaten, 2. Kind seit 4 Monaten (Tandem)

Welche Bedeutung hat das Stillen für dich? Für mich hat sich vor der Geburt unseres ersten Sohnes nie die Frage gestellt, ob ich stille oder nicht. Es war klar, dass das Stillen klappt und es keine Alternative geben muss – so war es dann auch, trotz kleiner Anfangsschwierigkeiten. Und genauso auch bei unserem zweiten Kind. Ich empfinde das Stillen als eine der schönsten Erfahrungen, die nur ich und meine Kinder miteinander teilen dürfen. Nicht nur, dass sie von mir die Nahrung bekommen, die sie brauchen. Nein, ich kann ihnen dadurch auch noch mehr die Nähe, Geborgenheit und Liebe zeigen, die ich für sie empfinde, und das verbindet uns auf ganz besondere Weise.

Die Unterstützung und das Verständnis meines Partners sind für mich dabei sehr wichtig und elementar. Ohne diese wüsste ich nicht, ob ich so lange stillen würde. Ich bin froh, dass er das Stillen unterstützt und mir dadurch die Freiheit gibt, mich auf unsere Kinder konzentrieren zu können.

Stolz erzähle ich auch anderen gern davon, dass mein 21 Monate alter Sohn genau noch so gestillt wird wie mein fast viermonatiger. Negative Reaktionen stören mich nicht, im Gegenteil, ich möchte gern dazu beitragen, dass das (lange) Stillen wieder verbreitet wird. Ich genieße die Zeit des Stillens sehr, auch wenn es manchmal anstrengend ist, zwei Kinder auf einmal zu stillen.

Hat sich deine Brust durch das Stillen verändert und wie empfindest du diese Veränderung? Die ersten Veränderungen sind bereits in der Schwangerschaft aufgetreten: Die Brust ist um drei Körbchen größer geworden. Da ich vorher „nur" die Körbchengröße „B" trug, fand ich es ganz toll, plötzlich eine größere Brust zu haben. Auch für die Partnerschaft und Sexualität war die Veränderung etwas Neues und Positives. Negativ ist momentan nur, dass die Brüste unterschiedlich groß sind, aber das sehen nur ich und mein Partner. Die Veränderung gehört für mich zu Schwangerschaft und Stillzeit dazu, und selbst wenn die Brust nicht mehr so wie vorher werden würde, wäre das für mich kein Problem. Das Stillen ist mir die Veränderung wert.

Hat sich die Einstellung zu deinem Körper durch das Stillen verändert? Ein wenig schon. Ich finde es toll, dass mein Körper imstande ist, zwei Kinder gleichzeitig zu stillen, und sehe die Brust nicht mehr nur als Teil, der mir oder in die sexuelle Beziehung zu meinem Partner gehört. Mir macht es nichts aus, in der Öffentlichkeit zu stillen, auch wenn dann vielleicht ein anderer einen Blick auf meine Brust werfen könnte. Für mich gehört das zu dem flexiblen und zeitlich individuellen Stillen dazu.

Und was meint dein Partner? „Eine Mutter erleben zu können, die ein Gefühl versprüht, den gemeinsamen Kindern das Beste an Ernährung geben zu können, was man als Mutter geben kann, macht mich als Partner und Papa sehr glücklich. Es erfüllt mich mit sehr großem Stolz, mit wie viel Hingabe, Liebe und Ausdauer sie 24 Stunden pro Tag diese/ihre Aufgabe auskleidet – egal, wie oft sie am Ende täglich stillen muss. Es ist eine unschätzbare Bereicherung für mich und für uns beide. Fast täglich tauschen wir uns über die Vorteile und Neuigkeiten aus, die das Stillen mit sich bringt. Zwei gesunde Kinder zu erleben, die täglich mehrmals sehr intimen Kontakt zu ihrer Mutter haben dürfen, scheint sich für unsere Zwei sehr positiv auszuwirken. Sie wirken sehr ausgeglichen und genießen die Zeit mit ihrer Mama. Ihre spürbare Zufriedenheit wird auf ihre Mama übertragen, die wiederum viel Zufriedenheit und Glück ausstrahlt.

Seit der Stillzeit sind wir uns auch als Paar noch näher gekommen, da es für beide von Anfang an ein Herzenswunsch war, unsere Kinder so lange zu stillen, wie es möglich und natürlich auch für Mama erträglich ist.

Wenn ich wegen der Brustveränderung gefragt werden würde, habe ich nur eines zu sagen: Die Brustveränderungen sind für mich eher sekundärer Natur. Sie ist auf der einen Seite halt größer als früher, und erfüllt auf der anderen Seite ihren natürlichen und, wie ich es empfinde, wichtigsten Zweck. Für mich ist der Mensch noch um einiges wertvoller geworden, mit dem ich diese schönen Erfahrungen teilen darf. Ich liebe sie noch mehr als überhaupt schon."

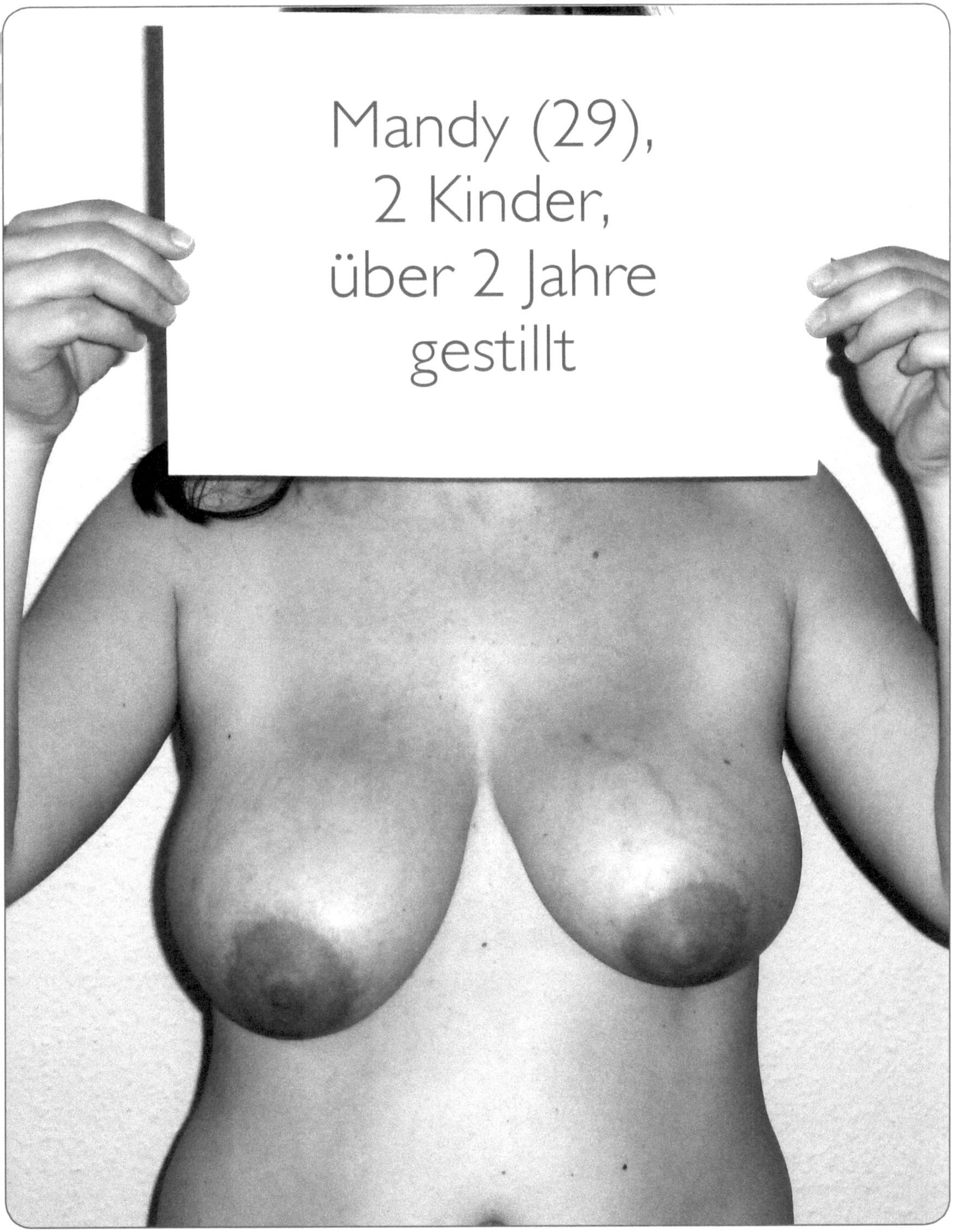
Mandy (29),
2 Kinder,
über 2 Jahre
gestillt

[T17] Nina, 29

Kinder: 1
Stillzeit: seit 8 Monaten

„Das Stillen ist aber auch vor allem für [...] das Zurückerlangen der Figur, wie sie vor der Schwangerschaft war, extrem wichtig."

Welche Bedeutung hat das Stillen für dich? Ich bin der Meinung, dass mein Kind durch das Stillen optimal versorgt wird. So lange wie möglich möchte ich mein Kind voll stillen. Es bedeutet für mich Gesundheit, Natürlichkeit, Nähe und eine enge Beziehung mit dem Kind.

In den Stillzeiten, auch wenn sie mittlerweile sehr kurz sind, genieße ich in vollen Zügen diese enge Verbundenheit mit meinem Baby. Es ist einfach wunderschön, zu wissen, dass ich mein Kind durch das bloße Stillen perfekt versorgen kann. Ich freue mich über jeden weiteren Tag, da ich weiß, dass irgendwann diese Stillzeit auch vorüber sein wird.

Die eigene Muttermilch ist eines der besten Dinge, die ich für mein Baby tun kann. Nicht zu vergessen: Das Stillen ist aber auch vor allem für eine optimale Rückbildung der Gebärmutter sowie das Zurückerlangen der Figur, wie sie vor der Schwangerschaft war, extrem wichtig.

Somit ist das Stillen auch das Beste, was ich für mich tun kann.

Hat sich deine Brust durch das Stillen verändert und wie empfindest du diese Veränderung? Meine Brust ist etwas voller geworden, die Brustwarze natürlich auch etwas größer und das Gewebe der Brust zeigt nun ein paar Adern sichtbar. Ich nehme mal an, dass das durch die erhöhte Spannung der Haut aufgrund der natürlichen Brustvergrößerung zum Vorschein kommt.

Die Brust ist sicher durch die Veränderung anders als vor dem Stillen, aber ich finde die Brust deswegen trotzdem sehr schön.

Hat sich die Einstellung zu deinem Körper durch das Stillen verändert? Ja, definitiv. Es ist schon ein kleines Wunder, wie der Körper sich auf solch eine Veränderung einstellen kann.

Mir ist jetzt bewusst, dass mein Körper beim Stillen eine Höchstleistung absolviert, und das bewundere ich sehr.

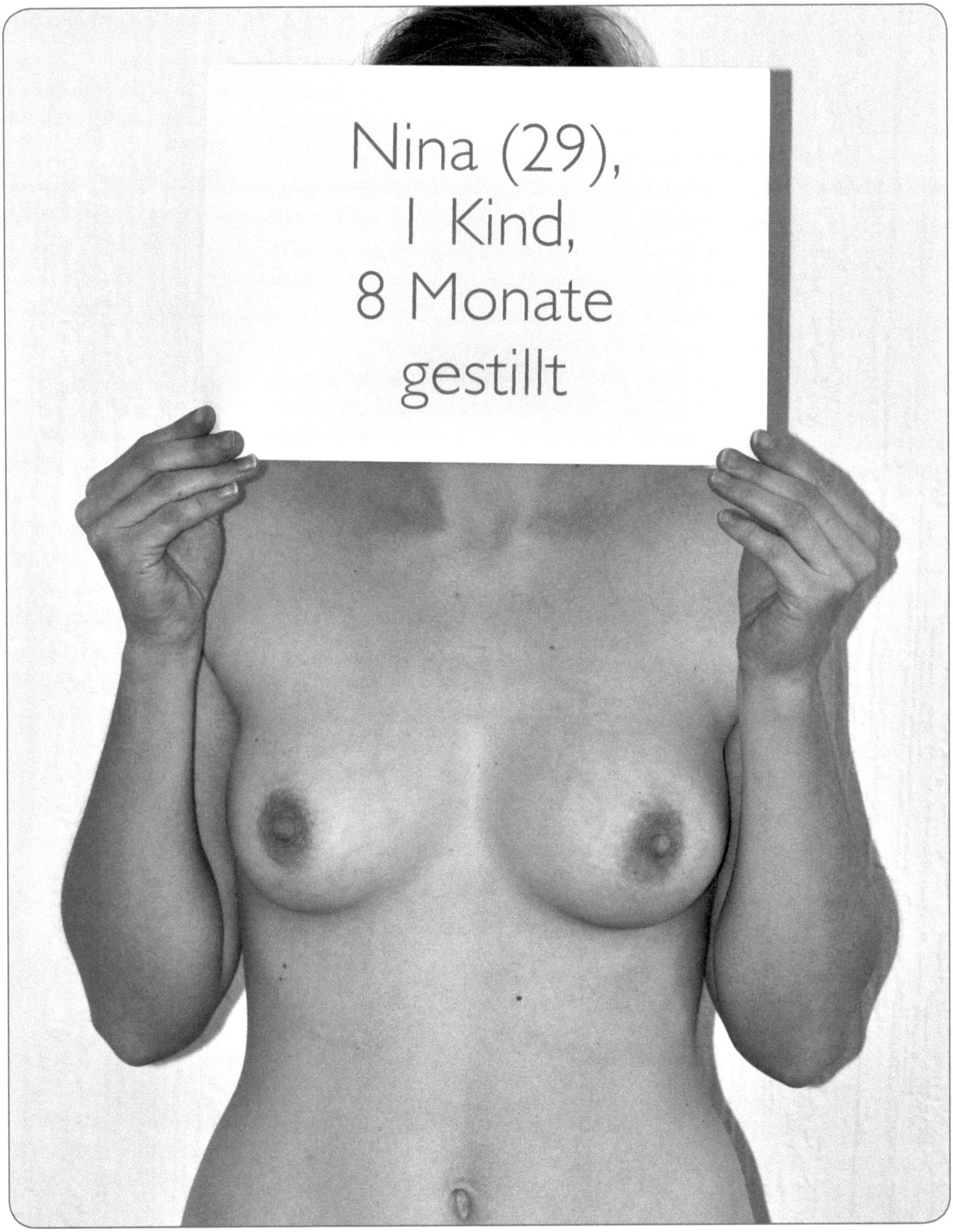
Nina (29),
1 Kind,
8 Monate
gestillt

[T15] Sabine, 29

„Meine Brust ist ständig im Wandel."

Kinder: 2
Stillzeit: 1. Kind 4 Jahre, 2. Kind seit 6 Monaten

Welche Bedeutung hat das Stillen für dich? Für mich ist Stillen ein wichtiger Teil in der artgerechten „Haltung" meiner Kinder, also Kinderschutz!

Mir ist wichtig, dass sie ohne großen Aufwand wirklich „menschlich" werden und weniger Kuh(l).

Es macht mir Freude und macht den Alltag mit Baby leicht und bequem.

Hat sich deine Brust durch das Stillen verändert und wie empfindest du diese Veränderung? Ich glaube nicht, dass meine Brust wirklich dauerhaft anders geworden ist. Klar ist sie mal weicher, mal fester, immer mal wieder unterschiedlich, aber das war vor meiner ersten Schwangerschaft im Monatszyklus auch schon so.

Vielleicht ist sie jetzt gerade in der Stillzeit mal wieder etwas größer, aber das wird sich auch wieder ändern.

Also kann ich sagen: Doch, ja, meine Brust ist ständig im Wandel, und das ist sowieso so.

Hat sich die Einstellung zu deinem Körper durch das Stillen verändert? Ja, ich bin stolz, begeistert und dankbar! Mein Körper kann nahezu unabhängig mein Kind perfekt ernähren.

Meine Stillzeiten waren und sind immer absolut unkompliziert, aber ich weiß, dass dies nicht selbstverständlich ist.

Und was meint dein Partner? „Einer der wenigen Bereiche im Leben, wo wir einfach mal ‚normal' sein wollen. Nichts Besonderes, nichts Ausgefallenes, kein Kopfzerbrechen über Alternativen. Unsere Kinder werden gestillt, weil das die normale Art ist, Menschenbabys zu versorgen. Eine mögliche Brustveränderung ist für mich kein Thema, ich bin immer zufrieden!"

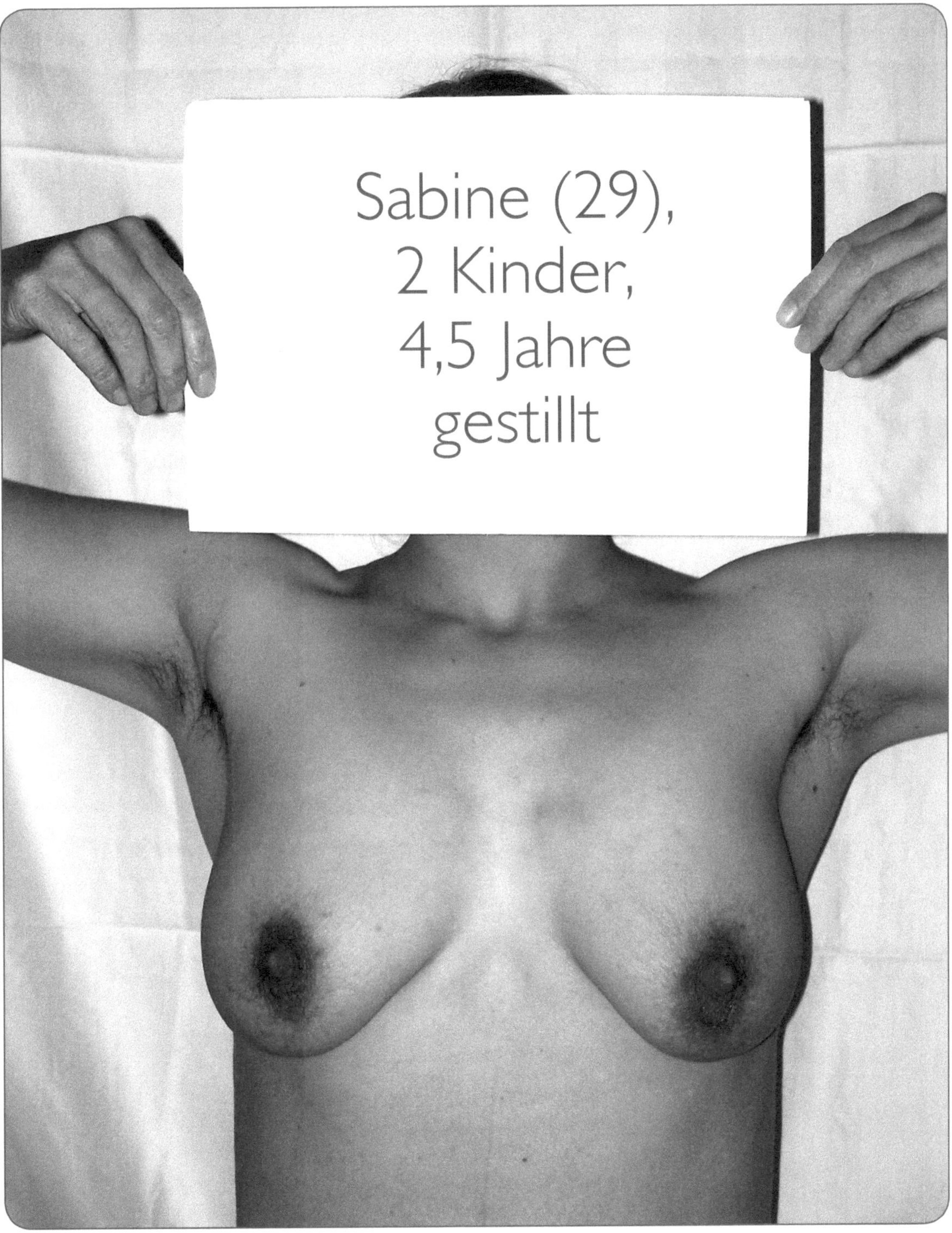
Sabine (29),
2 Kinder,
4,5 Jahre
gestillt

[T16] Susanne, 29

„Was die Brust betrifft, kann ich sagen, dass ich viel mehr Freude daran habe, als ich es vorher hatte."

Kinder: 2
Stillzeit: 1. Kind 10,5 Monate, 2. Kind 13,5 Monate

Welche Bedeutung hat das Stillen für dich? Das Stillen hatte für mich eine große Bedeutung. Mir war es wichtig, dass meine Kinder die (in meinen Augen) gesündeste Nahrung am Anfang bekommen.

Zudem halte ich das Stillen für sehr wichtig für die Mutter-Kind-Bindung. Es wäre für mich undenkbar gewesen, nicht zu stillen.

Hat sich deine Brust durch das Stillen verändert und wie empfindest du diese Veränderung? Von der Größe her hat sich meine Brust kaum verändert.

Was ich ganz angenehm finde, ist, dass sie weniger empfindlich ist als vor der Stillzeit.

Hat sich die Einstellung zu deinem Körper durch das Stillen verändert? Ich würde sagen, ich bin offener geworden. Ich mochte mich vorher nicht so und fühle mich mittlerweile positiv weiblich.

Und vor allem was die Brust betrifft, kann ich sagen, dass ich viel mehr Freude daran habe, als ich es vorher hatte. Und ich denke, dass mich sowohl die Stillzeit als auch die Schwangerschaft vorweg zur vollständigen Frau gemacht haben.

Und was ich zusammenfassend sagen kann, ist, dass Stillen einfach nur schön ist. Es ist praktisch und im Grunde überall praktizierbar. Und was am allerschönsten immer war, wenn nichts mehr half: Brust half immer.

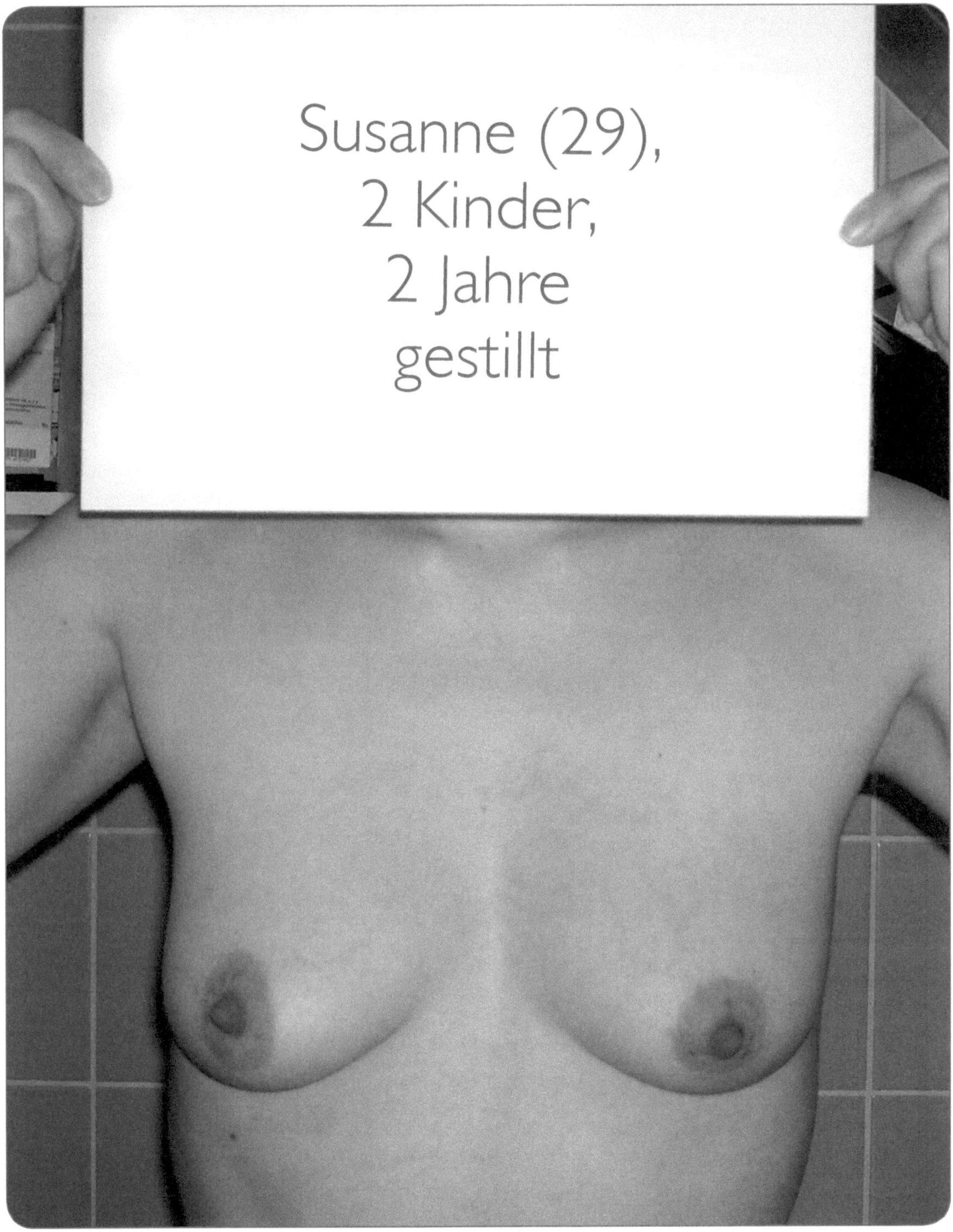
Susanne (29),
2 Kinder,
2 Jahre
gestillt

[T22] Johanna, 30 **„Ersatzmilch kam für mich nie in Frage."**

Kinder: 2
Stillzeit: 1. Kind 16 Monate, 2. Kind seit 3 Monaten

Welche Bedeutung hat das Stillen für dich? Für mich ist das Stillen etwas ganz Besonderes, das mich mit meinen Kindern verbindet. Ganz abgesehen von dem praktischen Aspekt, dass ich immer und überall problemlos den Hunger stillen kann, bereitet es mir ein Gefühl der Glückseligkeit und tiefen Vertrautheit zu meinen Kindern.

Für nichts auf der Welt würde ich den besonderen Moment, wenn das Baby an der Brust trinkt, schmatzt und gluckst, sie sanft mit seinen Händchen streichelt und knetet und schließlich selig lächelnd einschläft, eintauschen. Ich liebe es einfach und würde alles tun, um diese wunderbare, von der Natur gegebene Gabe aufrechtzuerhalten.

Leider haben einige Frauen Probleme und müssen aus verschiedenen Gründen vorzeitig zufüttern, abstillen, oder es funktioniert von vornherein nicht richtig. Ich habe mich vor der ersten Geburt sehr intensiv mit dem Thema Stillen auseinandergesetzt und mir von niemandem hereinreden lassen. Außerdem habe ich zum Glück eine Art Urvertrauen in meinen Körper, und habe, auch wenn es Probleme gab, konsequent weitergestillt, ohne jemals Ersatzmilch zu füttern.

Vielleicht bin ich in der Hinsicht auch ein wenig spleenig, aber Ersatzmilch kam für mich nie in Frage. Dass manche Frauen freiwillig auf das Stillen verzichten, ist für mich unverständlich, aber das muss jeder für sich entscheiden. Ich möchte auf jeden Fall noch so lange, wie mein Sohn es braucht und möchte, weiterstillen und die Freiheit genießen, die mir dadurch gegeben ist. Es ist eine so einzigartige Sache, die die Natur eingerichtet hat, gesund und immer im richtigen Maße auf die Bedürfnisse des Kindes abgestimmt – einfach wunderbar!

Hat sich deine Brust durch das Stillen verändert und wie empfindest du diese Veränderung? Vor und während der Schwangerschaft und auch in der ersten Stillzeit war ich immer sehr zufrieden mit dem Aussehen meiner Brüste. Sie waren nicht besonders groß, aber hatten nach meinem Empfinden eine schöne Form und waren fest.

Nachdem ich meine Tochter abgestillt hatte, war leider nicht mehr viel übrig von meiner ursprünglichen Brust, und ich war schon etwas unglücklich darüber. Aber hätte das „Nichtstillen" diese Veränderungen verhindert? Ich denke nicht.

Und selbst wenn mir jemand die Gewissheit geben könnte, dass der Busen gleich bleibt, wenn man nicht stillt, würde ich niemals darauf verzichten. Es ist nunmal eine naturgegebene Sache, und letztlich ist die Brust genau dafür gemacht. Ich kann meinen Körper so akzeptieren, finde meine Brüste trotz allem schön und habe noch dazu das gute Gefühl, meinen Kindern das Beste mitgegeben zu haben.

Hat sich die Einstellung zu deinem Körper durch das Stillen verändert? Natürlich haben die Schwangerschaften den Körper „gezeichnet" und er sieht nicht mehr aus wie vorher. Aber gerade das Stillen ließ die Pfunde so schnell purzeln, dass ich rasch mein Ausgangsgewicht wieder hatte (was ein wirklich sehr positiver Nebeneffekt ist). Man muss ja auch bewusster auf seine Ernährung achten, und das gibt mir ein besseres Körpergefühl.

Bevor ich Kinder hatte, war mein Körper vorrangig „Lustobjekt" und hat keinen speziellen Zweck erfüllt. Nun konnte/kann ich damit meine Kinder ernähren, und den Brüsten wurde gewissermaßen ein Sinn gegeben – ich fühle mich pudelwohl damit.

Und was meint dein Partner? „Ich bin davon überzeugt, dass das Stillen die beste Art der Ernährung für unsere Kinder darstellt und auch für die Mutter-Kind-Beziehung wichtig ist.

Für die Sexualität allerdings sind die Brüste in der Stillzeit eine ‚no-go-area', weil sie eben einfach eine andere Funktion haben und in dieser Zeit meinem Kind vorbehalten sind. Nach dem Abstillen ist es allerdings sehr interessant, die ‚neue Brust' zu genießen, die eigentlich nur reifer geworden und noch reizvoller ist (Erfahrung nach dem ersten Kind)."

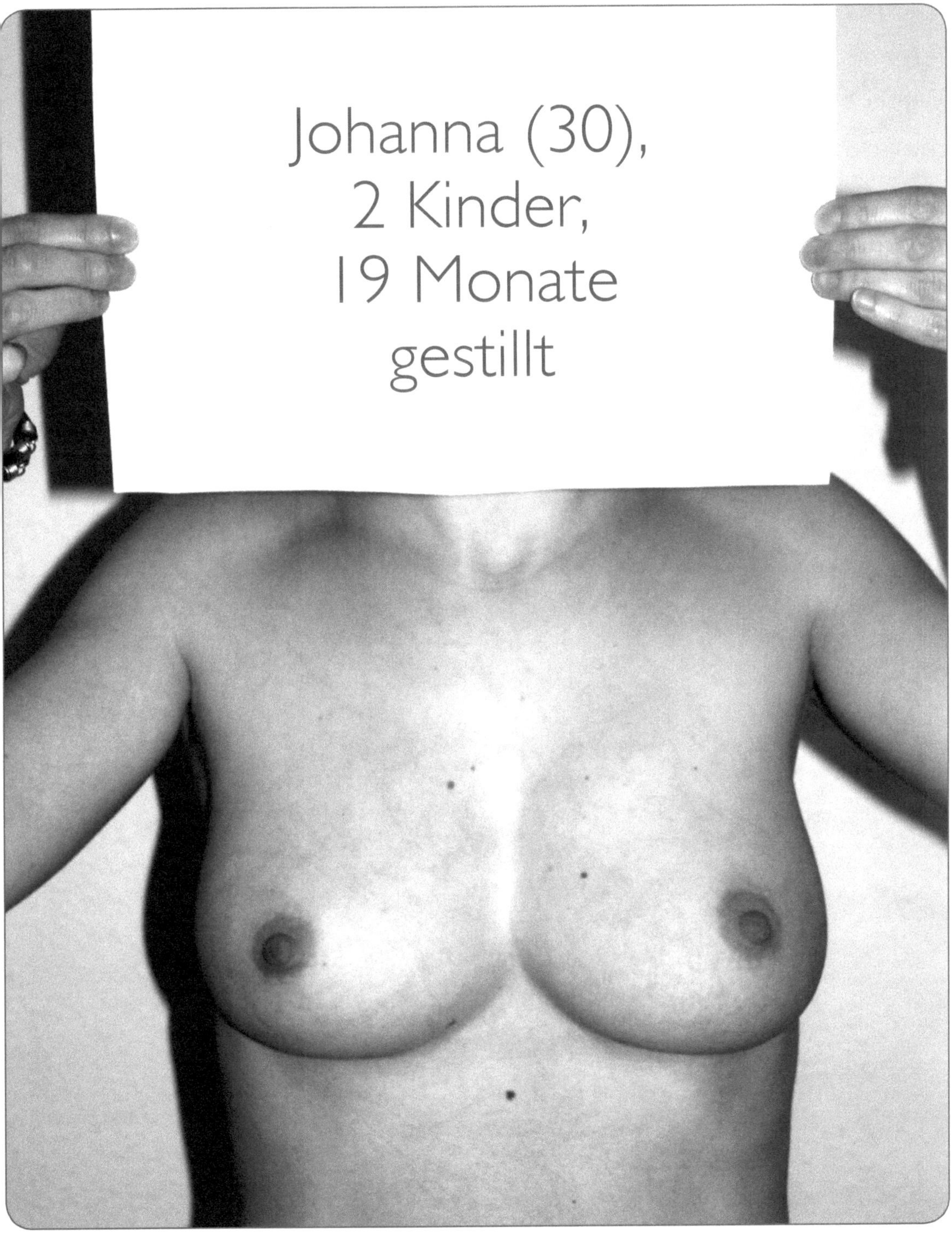
Johanna (30),
2 Kinder,
19 Monate
gestillt

[T19] Sandra, 30

Kinder: 1
Stillzeit: 19 Monate

„Ich kannte vorher eher die männliche Seite meines Körpers [...]. Es war gut, den Gegenpol kennenzulernen."

Welche Bedeutung hat das Stillen für dich? Keine exorbitante, da es für mich selbstverständlich war, zu stillen. Es ist die bequemste und wunderbarste Weise, die erste Zeit mit seinem Kind zu verbringen, die ich mir vorstellen kann.

Hat sich deine Brust durch das Stillen verändert und wie empfindest du diese Veränderung? Während der Schwangerschaft und Stillzeit war es schön mitzuerleben, wie die Brüste „aufgeblüht" sind und ihre Bestimmung erfüllt haben.

Jetzt sind sie wieder in „Warteposition", das heißt, kleiner und mit geformteren und unempfindlicheren Brustwarzen.

Hat sich die Einstellung zu deinem Körper durch das Stillen verändert? Ich kannte vorher eher die männliche Seite meines Körpers: Kraft, Muskeln, Leistung.

Es war gut, den Gegenpol kennenzulernen. Einfach Wärme, Nahrung, Leben aus sich heraus zu geben und darin Erfüllung zu finden.

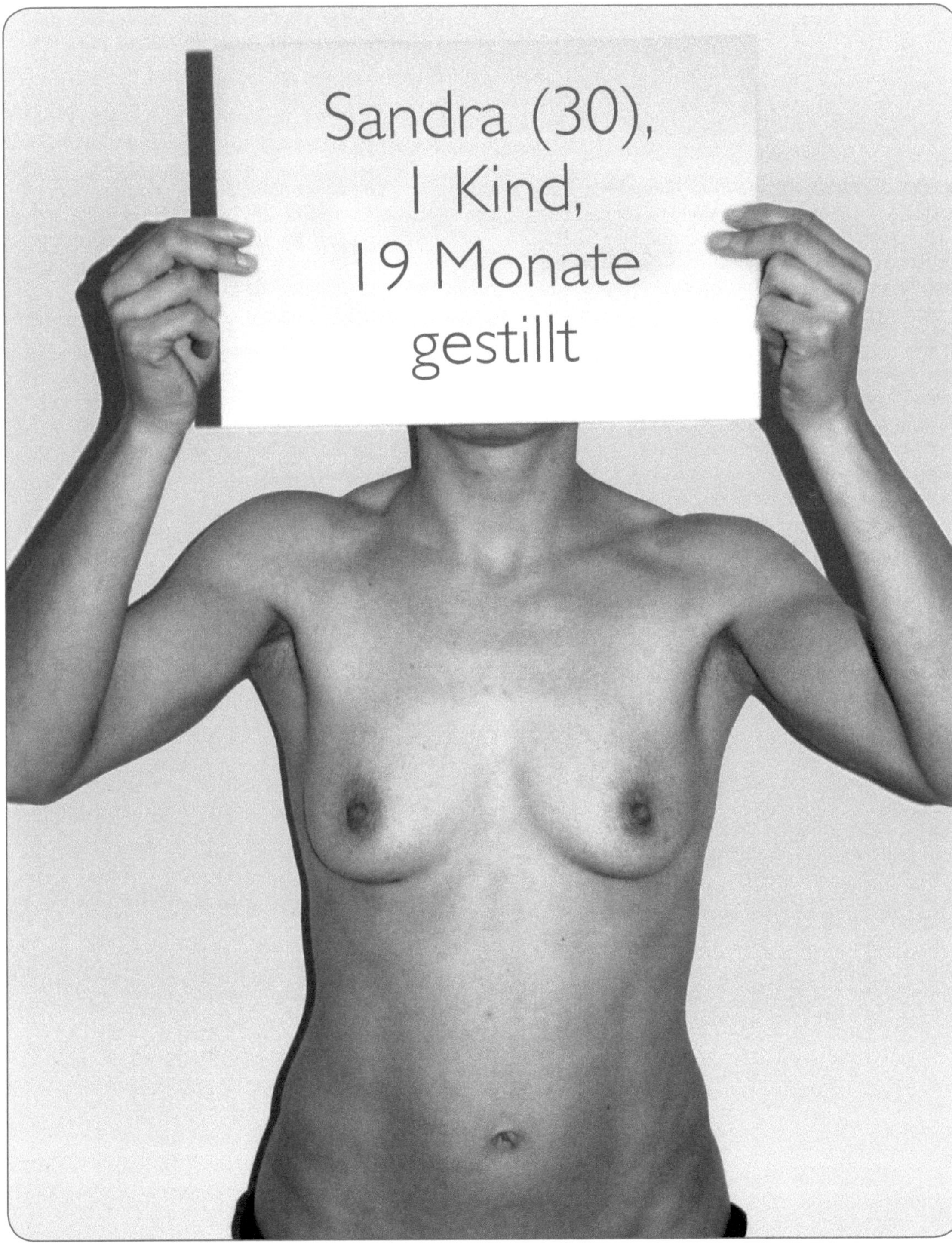
Sandra (30),
1 Kind,
19 Monate
gestillt

[T21] Sue, 30

Kinder: 1
Stillzeit: seit 7 Monaten

„Ich hatte das Gefühl, alles drehe sich nur noch um meine Brust als Milchlieferant."

Welche Bedeutung hat das Stillen für dich? In erster Linie stand für mich schon in der Schwangerschaft fest, mein Kind zu stillen, um ihm den besten Start ins Leben zu geben. Die Muttermilch ist bekanntlich am Anfang und auch in den folgenden Monaten ein sehr wichtiger Baustein.

Nach der liefernden Nahrung durch das Stillen ist mir bis heute diese innige Nähe zu meinem Kind besonders wichtig. Diese Bindung durch das Stillen ist etwas sehr Besonderes, worauf auch der Vater meines Kindes mitunter sehr neidisch ist. Hinzu kommt natürlich auch der einfachste, schnellste und gesündeste Weg, sein Kind zu sättigen.

Besonders toll finde ich, dass das Stillen in der Nacht so unkompliziert ist. Man bekommt dadurch mehr an Schlaf. Ich würde mich jederzeit genauso wieder entscheiden!

Hat sich deine Brust durch das Stillen verändert und wie empfindest du diese Veränderung? Anfänglich fand ich meine Brust extrem schön: Sie war größer und fester – bis zum Milcheinschuss, womit auch manchmal leichter Schmerz entstand!

Die manchmal spannenden Brüste und das Tragen der Stilleinlagen mochte ich überhaupt gar nicht. Ich empfand mich durch das alles auch nicht sehr attraktiv. Ich hatte das Gefühl, alles drehe sich nur noch um meine Brust als Milchlieferant.

Nach ca. fünf Monaten empfand ich es wieder anders, alles hatte sich eingepegelt zwischen meinem Kind und mir, und auch das Tragen der Stilleinlagen fiel weg. Ab da mochte ich meine Brust wie anfänglich, sie hat für mich eine schöne Form, und ich trage auch wieder Sachen, bei denen meine Brust gern mal die Hauptrolle spielen darf. ☺

Hat sich die Einstellung zu deinem Körper durch das Stillen verändert? Eigentlich hat sich da nichts verändert für mich persönlich. Außer, dass ich es bis heute faszinierend finde, was mein Körper geleistet hat und noch immer leistet. Ein Kind zu ernähren und es quietschvergnügt aufwachsen zu sehen – darauf bin ich sehr stolz, stolz auf MICH!

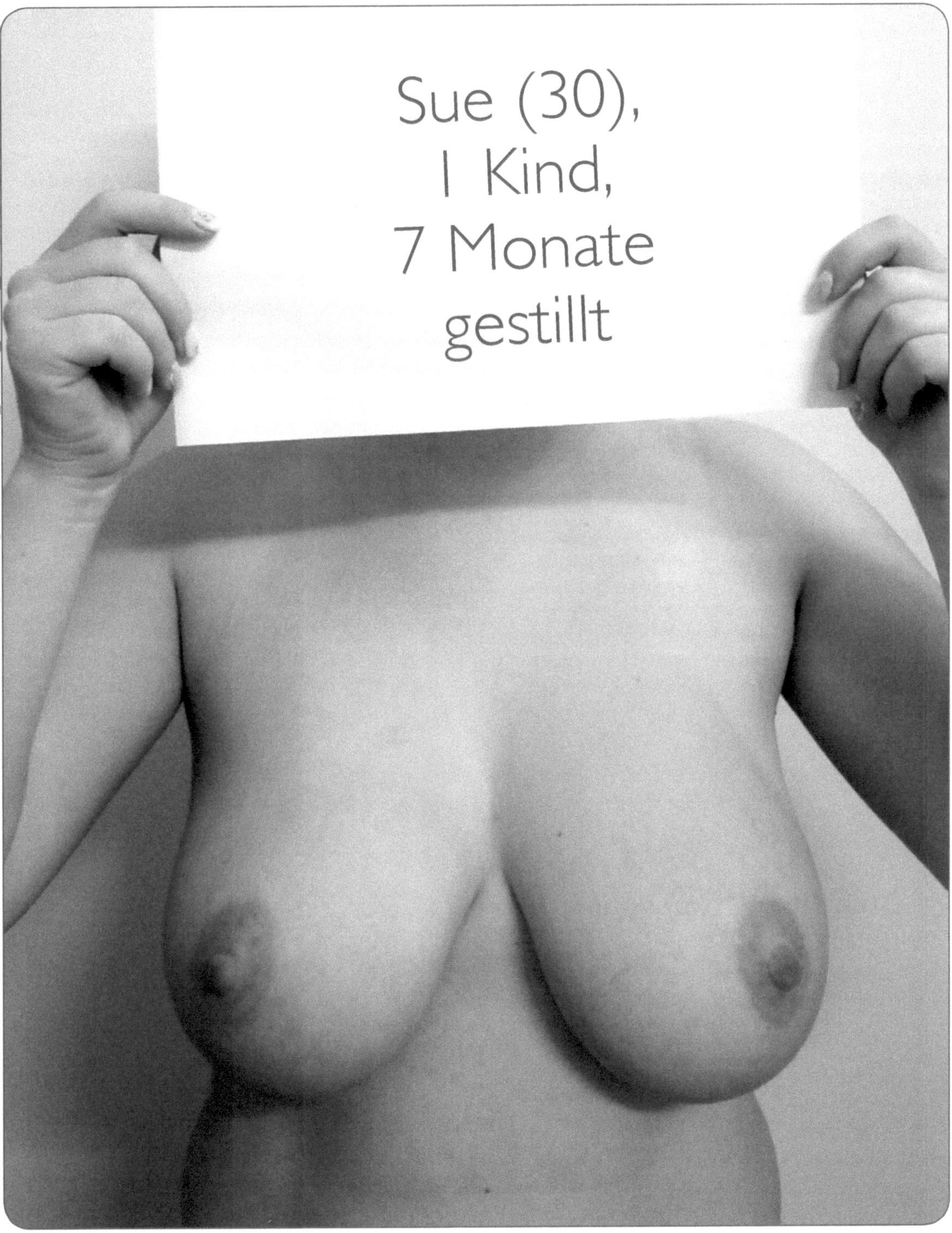
Sue (30),
1 Kind,
7 Monate
gestillt

[T20] Theres, 30

Kinder: 2
Stillzeit: 1. Kind 14 Monate, 2. Kind seit 9 Monaten

„Zu guter Letzt gibt es noch eine temporäre Brustvergrößerung – was will Man(n) mehr?"

Welche Bedeutung hat das Stillen für dich? Das Stillen bedeutet für mich, Zeit mit meinem Baby in einem ganz intimen Rahmen zu haben. Mit ihm zu kuscheln, es zu beobachten und zu kaspern.

Außerdem ist das Stillen für mich eine umstandslose Art und Weise, das Kind zu ernähren. Es muss kein Fläschchen gerichtet oder irgendwohin mitgenommen werden.

Vor allem nachts ist das Stillen sehr praktisch. Ich muss nicht aufstehen, brauche nur das Kind zu mir heranziehen, andocken und fertig. Zum Teil werde ich gar nicht richtig munter und fühle mich morgens so, als hätte ich durchgeschlafen.

Hat sich deine Brust durch das Stillen verändert und wie empfindest du diese Veränderung? Ich habe nicht den Eindruck, dass sich meine Brust durch das Stillen stark verändert hat. Klar, durch den Milcheinschuss wurden es zwei Größen mehr, aber dass aus meiner Brust eine Hängebrust wurde, hatte ich beim ersten Kind nicht. Und ich denke, dass es nach dem Abstillen des zweiten Kindes auch nicht anders werden wird.

Hat sich die Einstellung zu deinem Körper durch das Stillen verändert? Ich finde es sehr faszinierend, was der weibliche Körper leistet. In der Schwangerschaft ernährt er bereits das Kind, und wenn es auf der Welt ist, wird es alleinig von diesem in den ersten Monaten weiter versorgt. Das finde ich bewundernswert.

Ansonsten hat sich meine Einstellung zu meinem Körper insoweit verändert, als dass ich ein bewussteres Körpergefühl habe.

Und was meint dein Partner? „Ich finde Stillen super. Zum einen wird das Kind optimal versorgt – da hat kein Herr Sowieso geforscht, sondern die Natur selbst über Millionen von Jahren. Zum anderen ist es auch extrem praktisch: Muttermilch hat eine Mutter immer dabei, wohltemperiert, mit eingebautem Kuschelfaktor für das Kind – das kommt auch meinem Nachtschlaf zu Gute. Und zu guter Letzt gibt es noch eine temporäre Brustvergrößerung – was will Man(n) mehr?"

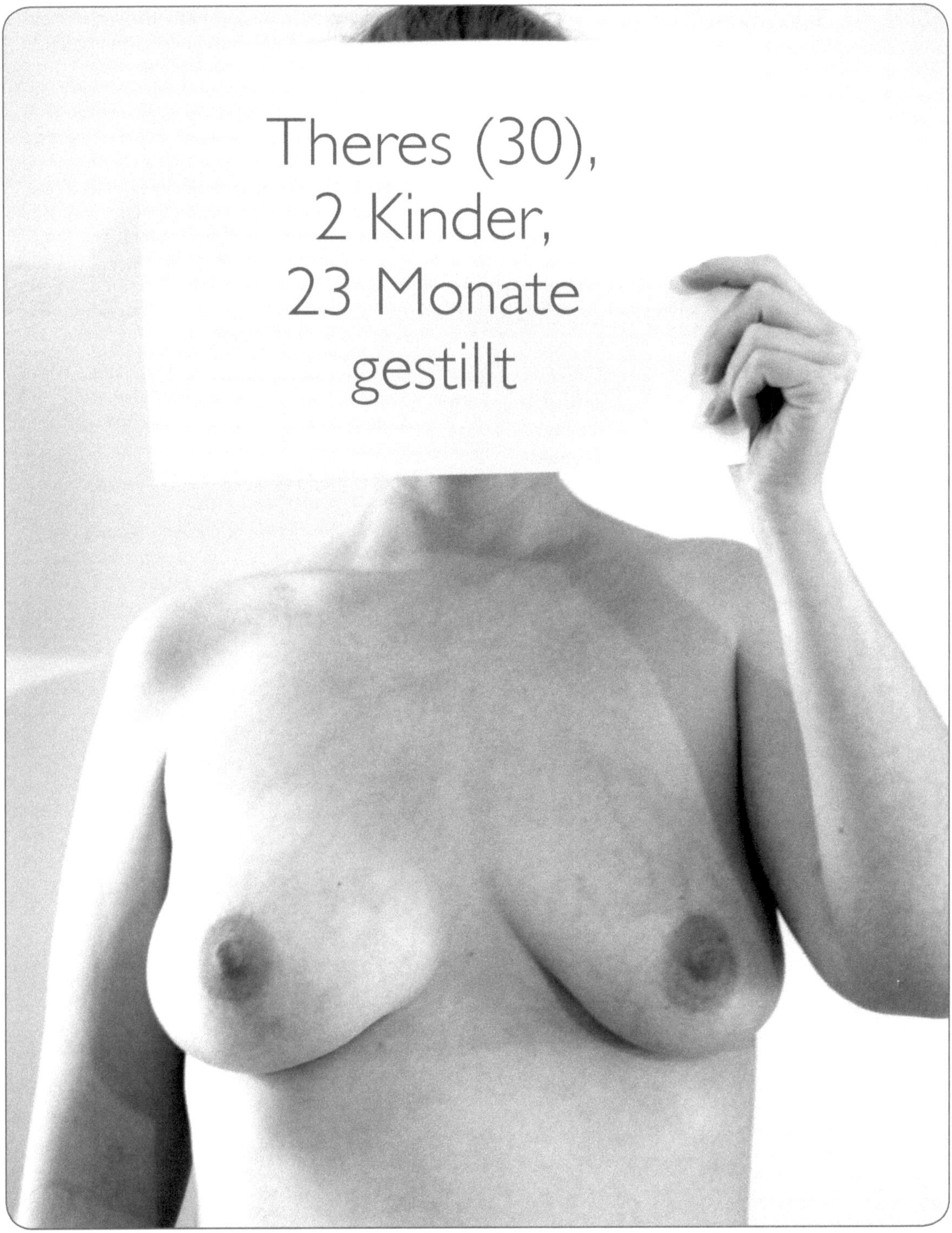
Theres (30),
2 Kinder,
23 Monate
gestillt

[T23] Tina, 30

Kinder: 4
Stillzeit: 1. Kind ca. 4 Monate, 2. Kind 2,5 Jahre, 3. Kind 2,5 Jahre, 4. Kind seit 5 Monaten

„Ich mag auch das Gefühl beim Milchspendereflex – es ist so viel Lebendigkeit und Wärme dabei."

Welche Bedeutung hat das Stillen für dich? Nachdem es beim ersten Kind wegen fehlender Beratung und falschen Vorstellungen von mir nur drei bis vier Monate klappte, habe ich mich vor dem zweiten Kind vielfältig informiert. Ungläubig und überrascht nahm ich alles in mich auf: vom Langzeitstillen über Tandemstillen bis zum Clusterfeeding.

Das alles nährte das schlechte Gewissen gegenüber dem ersten Kind und steigerte auch die Wut auf „damals". Stillen wurde für mich zum Must-have!

Hat sich deine Brust durch das Stillen verändert und wie empfindest du diese Veränderung? Die Brust war vorher straff und A, jetzt – durch Gewichtszunahme im Laufe der Stillzeit – erst E, dann C, dann wieder B. Sie ist jetzt weicher, aber ich finde sie sehr schön. Zwischen den Kindern ist sie zeitweise sehr „leer", aber ich bemerkte immer ein Wiederauffüllen im Laufe der Zeit.

Hat sich die Einstellung zu deinem Körper durch das Stillen verändert? Die artgerechte Abhängigkeit des Kindes von mir und diese Symbiose macht mich stolz auf meine Leistung. Ich find's super, es schlucken zu hören und seinen Milchbart zu sehen. Ich mag auch das Gefühl beim Milchspendereflex – es ist so viel Lebendigkeit und Wärme dabei.

Meinen Körper finde ich gut, obwohl ich schon gern wieder so schlank wäre wie früher. Ich fühle, dass ich mit jedem Kind auch 2 bis 3 Kilos gewinne, die will ich nicht behalten.

Und was meint dein Partner? „Es hat sich für mich nichts geändert. Fürs Baby ist es super, da die Nahrung immer dabei ist. Eine Brustveränderung habe ich nicht so wahrgenommen. In unserer Sexualität gibt es keine störende oder einschränkende Veränderung."

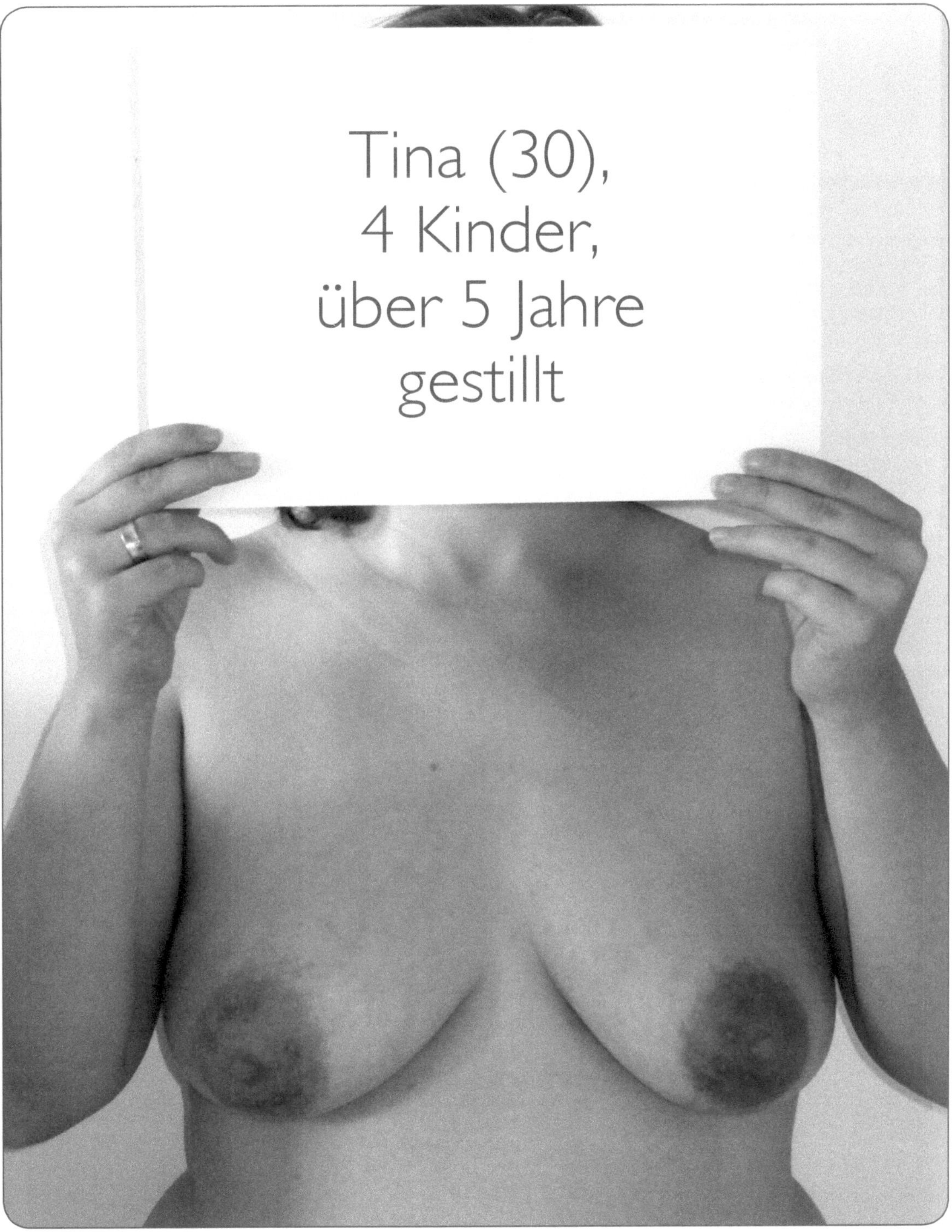
Tina (30),
4 Kinder,
über 5 Jahre
gestillt

[T24] Anja, 31

Kinder: 1
Stillzeit: seit 3 Monaten

„Psychisch gesehen fühlte ich mich am Anfang der Stillzeit schon manchmal wie die Milchkuh vom Dienst."

Welche Bedeutung hat das Stillen für dich? Das Stillen bedeutet für mich Versorgung meines Kindes.

Versorgung mit Nahrung, Nähe, Liebe, Geborgenheit und Gesundheit. Auch wenn ich zwischendurch beinahe das Handtuch geworfen hätte (stündliches bis eineinhalbstündliches Stillen auch in der Nacht), sehe ich das Stillen als sehr wichtig und natürlich an.

Für mich ist es eine der besten Möglichkeiten, mein Baby bei der Entwicklung zu unterstützen.

Hat sich deine Brust durch das Stillen verändert und wie empfindest du diese Veränderung? Rein physisch gesehen ist sie größer geworden und stärker geädert. Die Brustwarzen sind dunkler geworden. Da es ein langsamer und stetiger Prozess war, fällt mir der Unterschied nicht sehr auf.

Psychisch gesehen fühlte ich mich am Anfang der Stillzeit schon manchmal wie die Milchkuh vom Dienst, jedoch mit zunehmendem Alter meines Babys und den größeren Trinkpausen nicht mehr.

Hat sich die Einstellung zu deinem Körper durch das Stillen verändert? Kann ich nicht genau sagen. Ich finde meinen Körper gut wie zuvor, jedoch bewundere ich immer wieder dieses Wunder der Natur: Es ist eine so einfache und effiziente Weise der Säuglingsernährung, die mein Körper ganz von alleine bewerkstelligen kann.

Der Unterschied zu vorher ist eventuell der, dass es für mich seltsam wäre, wenn mein Partner die Brust anfasst und Milch einschießt.

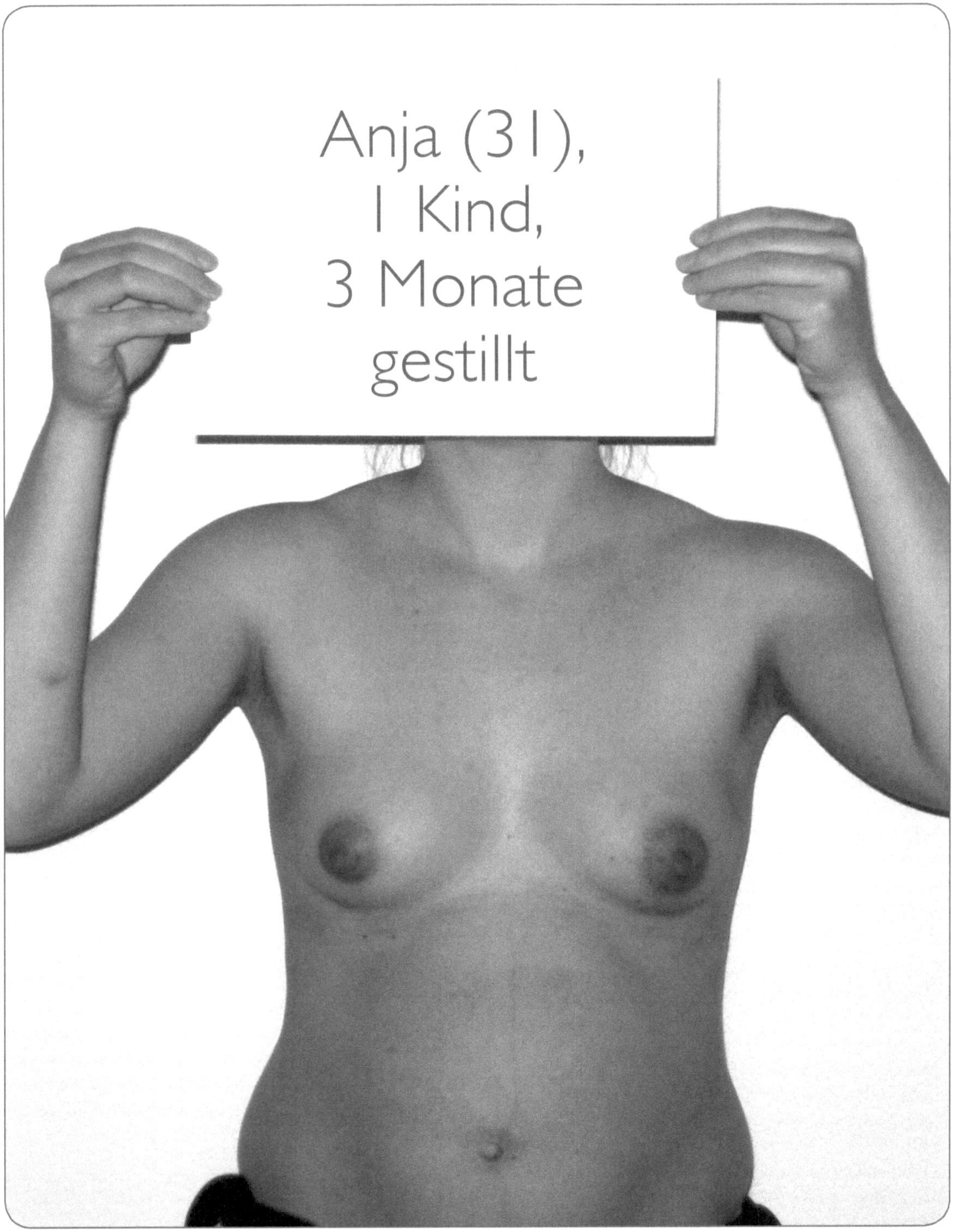
Anja (31),
1 Kind,
3 Monate
gestillt

[T25] Jasmin, 31

„Ich glaube, ich habe durch das Stillen ein besseres Körpergefühl und noch mehr Selbstvertrauen bekommen."

Kinder: 2
Stillzeit: 1. Kind 13 Monate, 2. Kind seit 5 Monaten

Welche Bedeutung hat das Stillen für dich? Das Stillen meiner Kinder gehört für mich zu den selbstverständlichsten, beeindruckendsten und innigsten Momenten, die man als Mutter erleben kann. Es bedeutet unheimlich viel für mich, zum Beispiel Nähe, Vertrauen, Geborgenheit, Intimität, Ruhe, Nahrung, Schutz, Natur, Leben, Bindung, Flexibilität und Wärme.

Es gibt nichts Schöneres, als seinem Baby so viel Nähe zu schenken und ihm dabei noch etwas Lebenswichtiges geben zu können, nämlich Nahrung. In erster Linie ist das Stillen für mich natürlich, es ist emotional, es ist unkompliziert, und vor allem ist es unglaublich gesund! Ich genieße jede Stillmahlzeit meines Kindes. Was kann es Wundervolleres geben, als sein Baby an der Brust – so klein und zerbrechlich – beim Schmatzen und Glucksen zu beobachten. Einfach verrückt, wie die Natur das eingerichtet hat. Wenn die Kleinen sich dann richtig satt getrunken haben und einem dafür ein zufriedenes und dankbares Lächeln schenken, gibt das sooo viel Kraft und Seelenheil!

Persönlich kann ich immer gar nicht verstehen, wenn Frauen freiwillig darauf verzichten. Das ist einfach so schade. Schade für das Kind und auch schade für seine Mama, diese zauberhaften Augenblicke nicht zu erleben. Deshalb liebe ich das Stillen. Ich stille überall und verstecke mich nicht. Einer meiner schönsten Stillplätze war mitten im Wald auf einer Bank auf der Insel Rügen, mit Blick auf die Kreidefelsen und das rauschende Meer. Es gibt ein Foto davon, ich freue mich heute schon, es später einmal meiner Tochter zu zeigen!

Hat sich deine Brust durch das Stillen verändert und wie empfindest du diese Veränderung? Als Erstes stellt sich die Frage, ob sich die Brust wirklich durch das Stillen verändert oder einfach nur durch das Älterwerden bzw. Umstände wie Zu- und Abnehmen während und nach der Schwangerschaft (meiner Meinung nach einer der Hauptgründe). Meine Brüste haben sich tatsächlich verändert. Sie haben an Festigkeit verloren, das Gewebe fühlt sich weicher an. Aber größer sind sie während der Stillzeit immer! Klar, füllen sich ja auch ständig mit reichlich Milch!

Nach meinem ersten Kind hat es eine Weile gedauert, bis sich die Brust wieder gefestigt bzw. in Form gebracht hat. Doch das Gewebe regeneriert sich wieder. Man hat das Gefühl, die Brust füllt sich nach und nach wieder natürlich auf. Ganz so rund und voll wie vor meiner Tochter wurde sie bei mir damals nicht mehr, sondern sie blieb ein bisschen flacher und sie hängt ein bisschen mehr. Allerdings habe ich durch das Stillen auch sehr, sehr schnell abgenommen und wog nach der Stillzeit weniger als vor der Schwangerschaft. Doch trotzdem finde ich meine Brust noch schön! Und immerhin hat sie nun eine Geschichte, denn sie hat viel Gutes vollbracht, nämlich ein Kind genährt! (Etwas Bedeutsameres kann eine Brust ja wohl kaum machen, oder?)

Nun stille ich mein zweites Kind und ich weiß, sie wird auch danach ein paar Spuren behalten. Doch ich stehe dazu, empfinde sie auch dann noch als liebenswert und werde das Stillen definitiv NIEMALS bereuen!

Hat sich die Einstellung zu deinem Körper durch das Stillen verändert? Ich glaube, ich habe durch das Stillen ein besseres Körpergefühl und noch mehr Selbstvertrauen bekommen. Auch wenn das vielleicht blöd klingt, aber ich liebe meine Brüste seitdem mehr. Sie gehören jetzt noch mehr zu mir als früher. Wenn sie vorher eher der Sexualität und dem Körpergesamtbild dienten, so haben sie jetzt eine große Aufgabe bewältigt, meine beiden Kinder genährt und für mich den evolutionären Sinn erfüllt. Das macht mich sehr stolz und glücklich!

Und was meint dein Partner? „Grundsätzlich befürworte ich es absolut, dass unsere Kinder lange und voll gestillt werden. Die Brust meiner Frau empfinde ich auch während der Stillzeit als schön und anziehend. Dass sie sich etwas verändert hat, macht mir nichts aus, das würde sie im Laufe unseres Leben ja sowieso. Wie empfinde ich die neue Sexualität? Berührungen fallen mir und meiner Frau während der Stillzeit eher schwer. Deshalb ist die Brust eine Tabuzone in diesen Monaten! Irgendwie erfüllt sie eben gerade einen anderen Zweck als den der Sexualität. Ein Milcheinschuss beim Intimsein wäre nicht so passend. Doch es gibt ja auch noch viele andere reizvolle Körperstellen!"

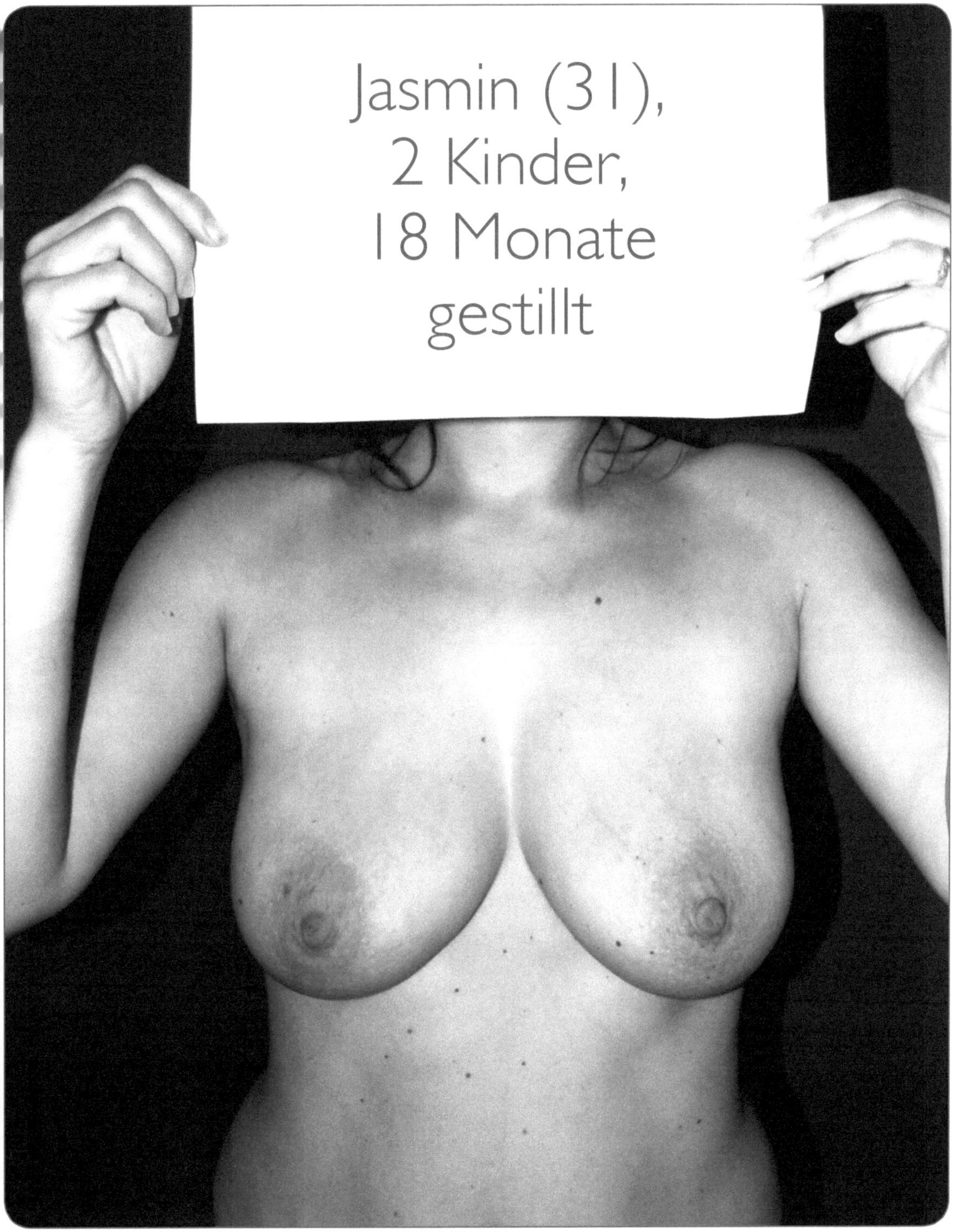
Jasmin (31),
2 Kinder,
18 Monate
gestillt

[T27] Katrin, 32

„Im Endeffekt kann es sich nur positiv auswirken."

Kinder: 1
Stillzeit: seit 14 Monaten

Welche Bedeutung hat das Stillen für dich? Für mich hat das Stillen eine große Bedeutung. Daher war es für mich von Anfang an klar, dass ich es gern versuchen möchte. Denn es ist ja nicht nur eine Nahrungsquelle für meine Tochter, sondern noch viel mehr.

Es ist eine Kuschelzeit und eine super Möglichkeit, eine optimale Verbindung zum Neugeborenen aufzubauen. Worauf im Klinikum, in dem ich geboren habe, sehr geachtet wird.

Am Anfang dachte ich, ich stille auf jeden Fall das empfohlene halbe Jahr. Dann dachte ich, ok, bis nach dem Frühjahr ist nicht schlecht. Somit haben wir einen besseren Schutz vor der zweiten Erkältungszeit. Und jetzt sind wir schon beim zweiten Winter. Also mal schauen, was dann im Februar/März ist.

Zumal ja auch die WHO eine Empfehlung für zwei Jahre Stillzeit ausspricht. Und man hofft auf den Schutz, was das Thema Allergien betrifft.

Ich habe das große Glück, die Unterstützung von meinem Mann und auch der Familie zu haben. Aber meine Tochter kann auch ganz schön danach betteln.

Also, im Endeffekt kann es sich nur positiv auswirken. Auch auf den Geldbeutel. Und somit sieht man auch über die ein, zwei Brustentzündungen hinweg.

Hat sich deine Brust durch das Stillen verändert und wie empfindest du diese Veränderung? Da ich von Natur aus eher klein und zierlich bin und somit die Brust auch nicht so groß war, haben sich die Schwangerschaft und das Stillen bis jetzt ganz positiv ausgewirkt.

Auch wenn meine Brust jetzt wieder etwas kleiner geworden ist, ist es immer noch mehr als ganz am Anfang. Und mal schauen, wie sie sein wird, wenn unsere Stillzeit ganz vorbei ist.

Hat sich die Einstellung zu deinem Körper durch das Stillen verändert? Ja, auf jeden Fall. Ich habe jetzt eine bessere Einstellung zu meiner Brust.

Das lag nicht daran, dass sie eher klein war, sondern daran, was man mir bzw. meinem Körper im Kindesalter angetan hat.

Mir ist es nicht egal, wie sie nach dem Stillen sein wird. Ich mache mir darüber schon Gedanken.

Und was meint dein Partner? „Allein die Friedlichkeit der beiden beim Stillen ist eine große und gute Erfahrung. Ein wirklich wunderschönes Bild."

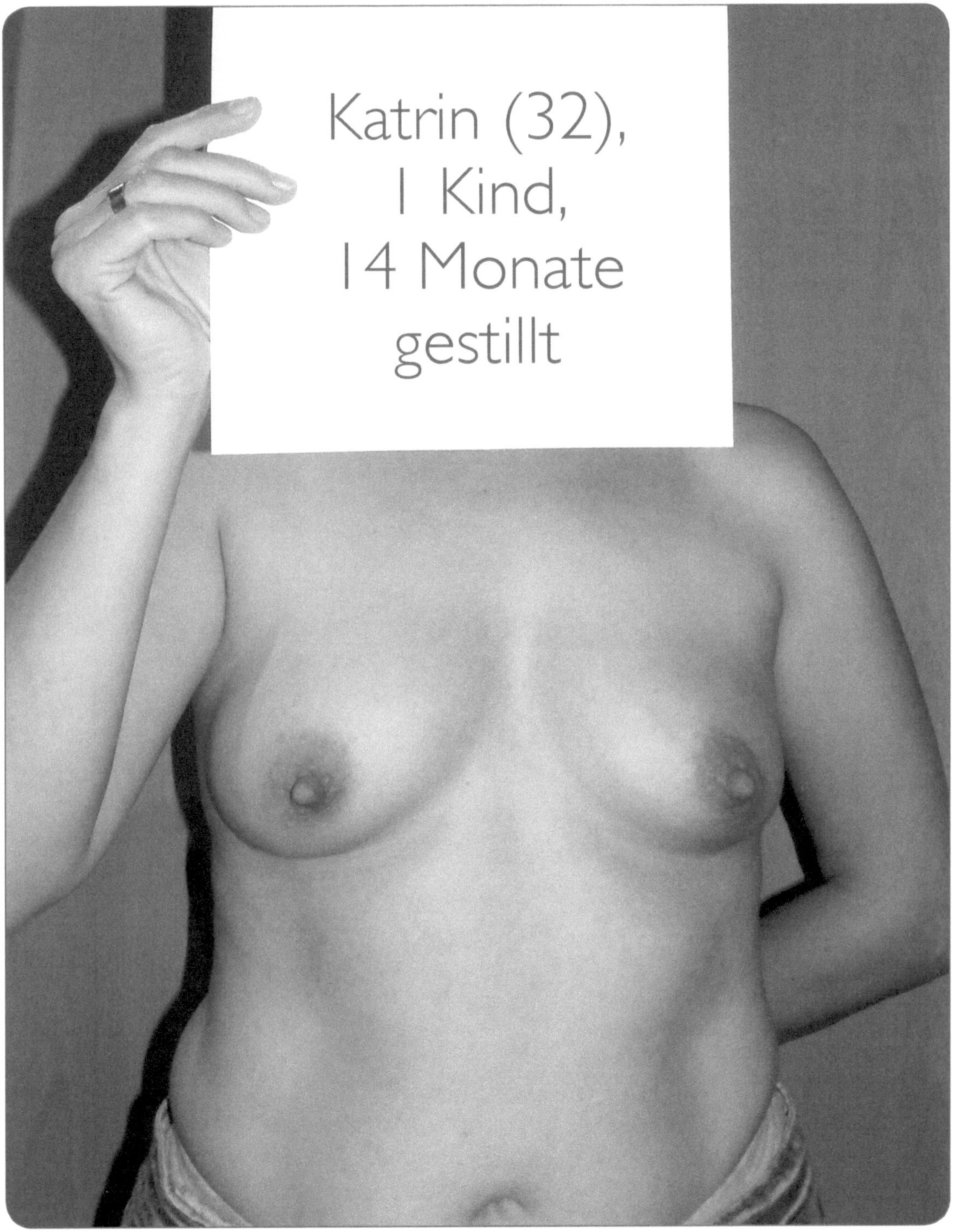
Katrin (32),
1 Kind,
14 Monate
gestillt

[T26] Melanie, 32

Kinder: 1
Stillzeit: seit 23 Monaten

„Stillen ist für mich eines der vielen Bänder, die Mutter und Kind emotional miteinander verbinden."

Welche Bedeutung hat das Stillen für dich? Für mich als Mutter gehört das Stillen einfach ganz natürlich dazu. So hat es die Natur eingerichtet, und so soll es auch sein. Stillen bedeutet nicht nur Nähren im Sinne des „Ernährens", sondern auch Bindungs- und Beziehungsaufbau und -pflege.

Stillen ist für mich eines der vielen Bänder, die Mutter und Kind emotional miteinander verbinden und zusammenhalten. Stillen ist Geben und Nehmen, es ist Schutz, Zuwenden, Lieben und Geliebtwerden.

Hat sich deine Brust durch das Stillen verändert und wie empfindest du diese Veränderung? Die Haut meiner Brust ist beim ersten großen Milcheinschuss gerissen und jetzt etwas schlaffer als vorher. Meine Brüste hängen jetzt auch ein wenig nach unten. Wie empfinde ich das? Ja, finde ich nicht so toll, aber so schlimm ist es jetzt auch nicht. Ich kann sehr gut damit leben und mich auch noch ganz zufrieden im Spiegel ansehen. Ich denke mir dann immer: Total egal, ich hab so ein tolles Kind! Da können meine Brüste gerne ein bisschen runterhängen. Immer wieder gerne.

Hat sich die Einstellung zu deinem Körper durch das Stillen verändert? Das Stillen hat mich mehr zu mir selbst geführt, zu mehr Selbstliebe und Selbstannahme.

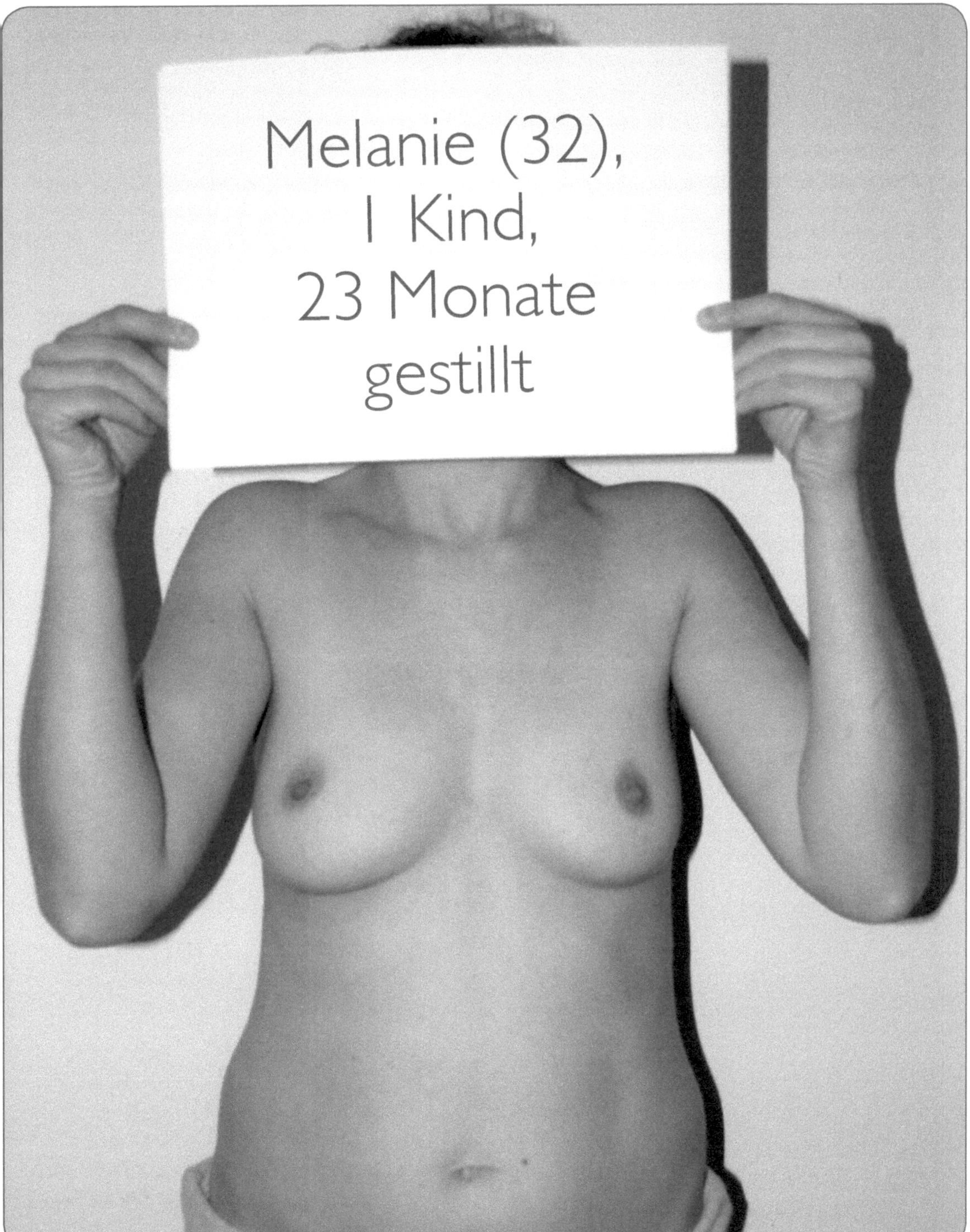
Melanie (32),
1 Kind,
23 Monate
gestillt

[T28] Christine, 33

„Vor der Schwangerschaft war der Busen eher etwas Sexuelles."

Kinder: 2 (Zwillinge, Frühgeburten in der 28. SSW)
Stillzeit: 6 Monate abgepumpt

Welche Bedeutung hat das Stillen für dich? Da die Zwillinge Frühchen waren und das Stillen/Pumpen lange Zeit das Einzige war, was ich für die beiden tun konnte, genießt es einen sehr hohen Stellenwert. Außerdem weiß ich, dass ich den beiden damit einen guten Start ins Leben ermögliche, mit allem, was sie brauchen.

Hat sich deine Brust durch das Stillen verändert und wie empfindest du diese Veränderung? Die Brust fing in der Schwangerschaft an, sich zu verändern – sie wurde größer. Jetzt habe ich ungefähr zwei Größen mehr und es erfüllt mich nicht gerade mit Freude, denn ich mochte meinen kleinen Busen vor der Schwangerschaft. Ich hoffe, dass er nach der Stillzeit noch schick aussieht.

Hat sich die Einstellung zu deinem Körper durch das Stillen verändert? Vor der Schwangerschaft war der Busen eher etwas Sexuelles, zurzeit gehört er nur den Zwillingen. Ich empfinde mich als viel weiblicher/mütterlicher.

Und was meint dein Partner? Meinem Partner gefällt es ausgesprochen gut, dass der Busen gewachsen ist.

Da die Stillzeit aber nur Pumpzeit war, war diese Prozedur für uns beide sehr nervig und zeitaufwändig.

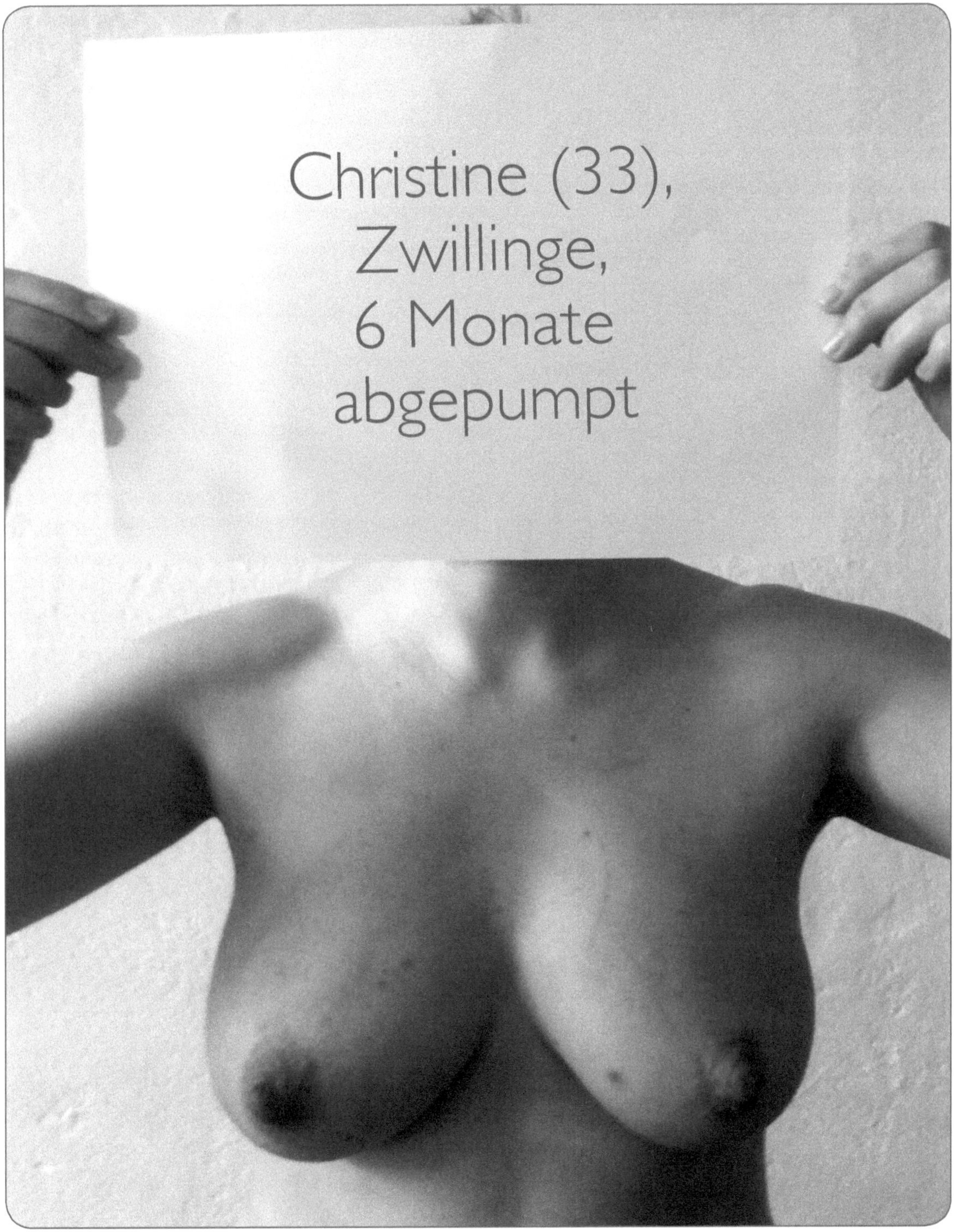
Christine (33),
Zwillinge,
6 Monate
abgepumpt

[T31] Corinna, 34

„Sie sieht nicht mehr aus wie die Brust eines Teenagers, das bin ich aber auch nicht mehr."

Kinder: 3
Stillzeit: 1. Kind 10 Monate, 2. Kind 11,5 Monate, 3. Kind seit 4 Monaten

Welche Bedeutung hat das Stillen für dich? Stillen ist für mich das Natürlichste auf der Welt. Ich habe während keiner Schwangerschaft daran gedacht, dass es vielleicht nicht klappen könnte oder dass ich nicht genug Milch hätte, um den Hunger meines Babys zu stillen.

Es ist für mich keine große Sache, und trotzdem genießen wir jede Stillmahlzeit. Es ist schön zu sehen, wie die Kinder, mit entsprechendem Alter, freudig und „gierig" nach der Brust greifen.

So viel Nähe und traute Zweisamkeit zwischen Mama und Kind gibt es nach dem Stillen kaum.

Hat sich deine Brust durch das Stillen verändert und wie empfindest du diese Veränderung? Meine Brust ist während der ersten Schwangerschaft und Stillzeit um zwei Körbchengrößen gewachsen und hat sie auch behalten. Das freut mich. Sie hat dadurch etwas an Spannkraft verloren, aber mit der richtigen Kleidung kann man ein schickes Dekolleté zaubern.

Sie sieht nicht mehr aus wie die Brust eines Teenagers, das bin ich aber auch nicht mehr. Ich bin eine Frau und Mutter, und genau so sieht mein Busen aus.

Während der letzten Schwangerschaft habe ich an der linken Brust ein, zwei Schwangerschaftsstreifen bekommen, aber die stören mich nicht weiter. Ich finde meinen Busen trotzdem schön.

Während der Schwangerschaft und Stillzeit haben sich bei mir auch die Brustwarzen vergrößert. Das finde ich nicht so schön, aber das ändert sich nach dem Abstillen wieder.

Hat sich die Einstellung zu deinem Körper durch das Stillen verändert? Nein.

Und was meint dein Partner? „Ich empfinde das Stillen als etwas ganz Normales. Der etwas größere Busen gefällt mir sehr gut. Die Brüste fühlen sich viel weicher an als früher.

Allerdings sind die Brüste während der Stillzeit für die Kinder reserviert. Meine Frau empfindet es als unangenehm, wenn ich sie während der Stillzeit am Busen berühre. Das finde ich schade, akzeptiere aber diese Einschränkung.

Gelegentlich schaue ich während der Stillmahlzeiten zu und lausche den Trinkgeräuschen.

Dass der Busen vielleicht nicht mehr so aussieht wie vor unseren Kindern oder Schwangerschaftstreifen aufweist, nehme ich kaum wahr."

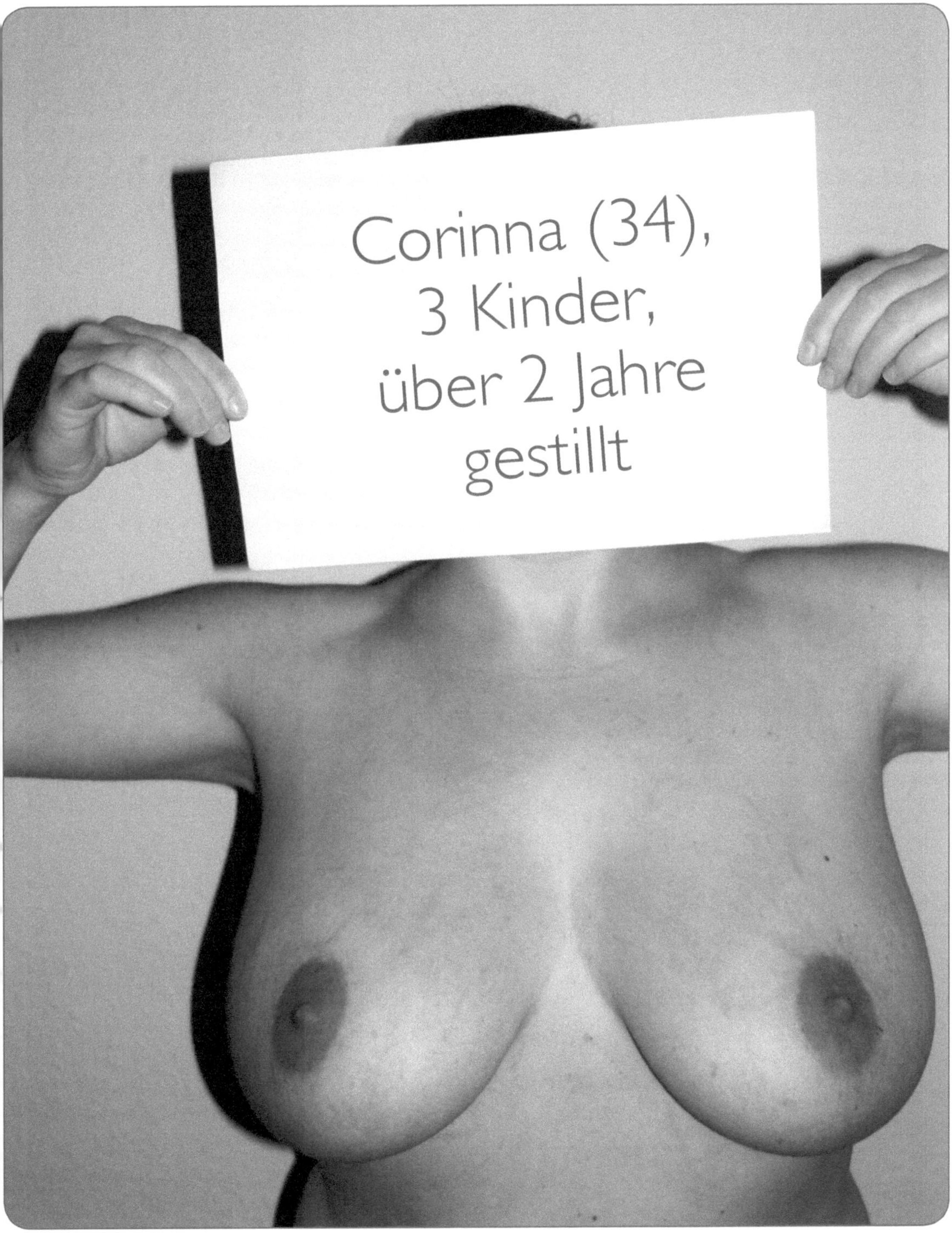
Corinna (34),
3 Kinder,
über 2 Jahre
gestillt

[T29] Katharina, 34

„Es gibt mir viel Kraft und Bestätigung.“

Kinder: 1
Stillzeit: seit 2 Jahren

Welche Bedeutung hat das Stillen für dich? Das Stillen hat eine sehr große Bedeutung für mich. Es hat mir und meinem Kind durch alle schweren familiären Krisen und auch durch eine lange Krankheitsphase von mir geholfen und uns beide immer wieder gestärkt. Meine Mutter konnte nur kurz stillen und war darüber immer sehr traurig. Ich bin sehr glücklich, stillen zu können. Es gibt mir viel Kraft und Bestätigung.

Hat sich deine Brust durch das Stillen verändert und wie empfindest du diese Veränderung? Anfangs wurde meine Brust sehr groß. Ich wurde sogar von einigen Freundinnen auf mein tolles Dekolleté angesprochen.

Auch die Brustwarzen waren schon in der Schwangerschaft deutlich größer geworden und sehr dunkel. Das war für mich sehr ungewohnt, und viele meiner Oberteile passen jetzt noch nicht. Die Brust wurde dann aber im Laufe der Stillzeit wieder etwas kleiner.

Seit einer Infektion mit Pfeifferschem Drüsenfieber vom siebten bis zum zwölften Stillmonat ist die linke Brust kleiner als die rechte. Das stört mich ein wenig. Man sieht es aber nicht, wenn ich angezogen bin.

Hat sich die Einstellung zu deinem Körper durch das Stillen verändert? Ja, sehr. Ich habe ein deutlich positiveres Körpergefühl, seit ich stille. Vorher habe ich an vielen Details herumgekrittelt.

Jetzt sehe ich die Arbeit, die mein Körper jeden Tag leistet und sehr gut leistet, selbst wenn ich krank bin. Nicht nur, was das Stillen, sondern auch was das Versorgen und Tragen eines Kindes betrifft. Darauf bin ich stolz und ich wünschte mir manchmal, ihm etwas mehr Gutes tun zu können im Alltagsstress. Das war mir früher eher lästig.

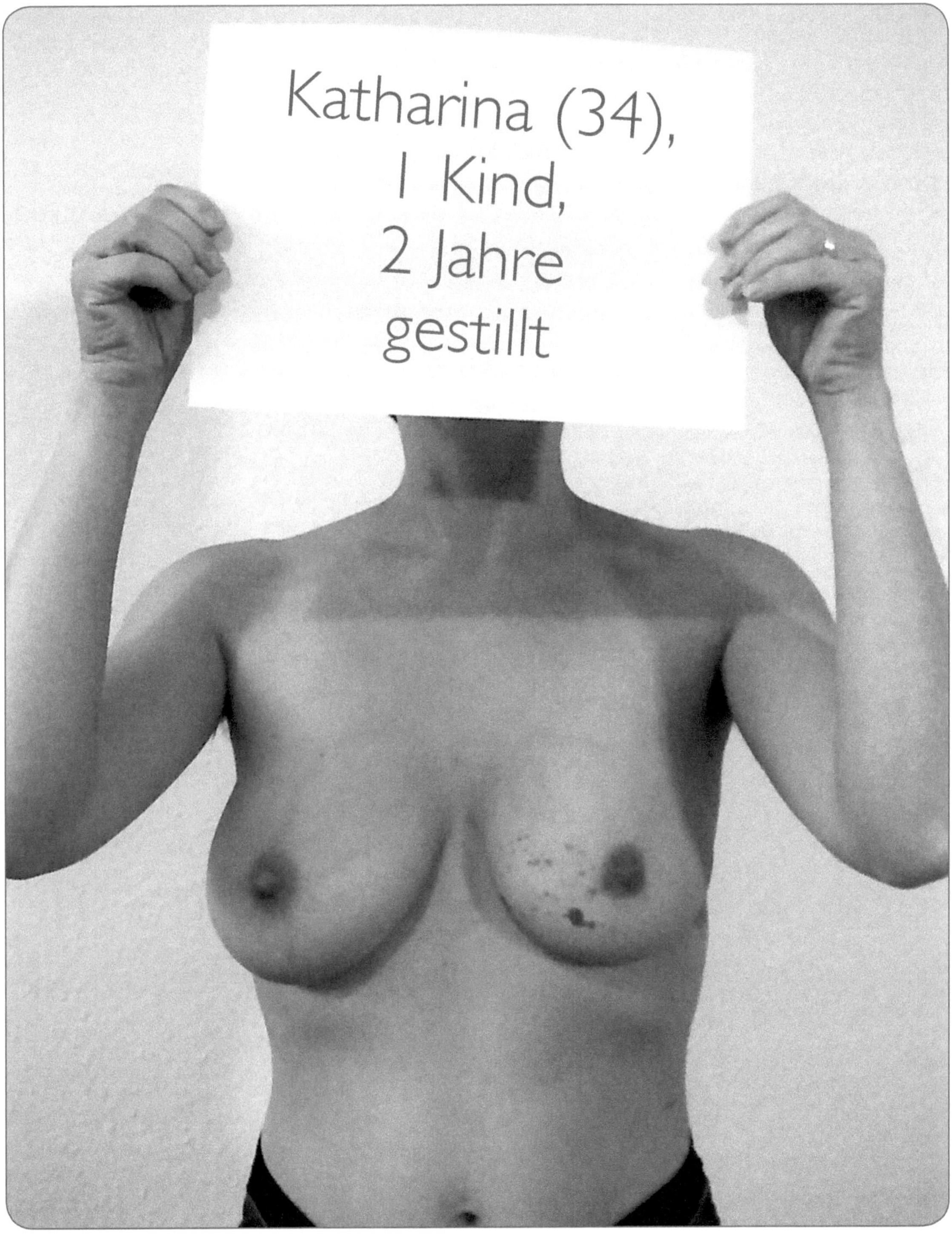
Katharina (34),
1 Kind,
2 Jahre
gestillt

[T32] Maria, 34

„Durch die Kinder und das Stillen habe ich große Brüste bekommen, und das finde ich toll."

Kinder: 3
Stillzeit: 1. Kind 3 Jahre, 2. Kind 2 Jahre und 4 Monate, 3. Kind seit 2,5 Jahren

Welche Bedeutung hat das Stillen für dich? Stillen ist für mich die einfachste Methode, wie ich das Kind in seinen ersten Lebenstagen, -wochen und -jahren komplex und vollkommen ernähren kann. Stillen ist für mich der schönste Weg, um mit dem Kind in der innigsten Verbindung zu sein.

Aber das Abstillen ist für mich immer noch das große Unbekannte. Wie und wann (für beide Seiten zufriedenstellend), das ist die Frage.

Hat sich deine Brust durch das Stillen verändert und wie empfindest du diese Veränderung? Vor den Schwangerschaften hatte meine Brust Größe „0 Plus", also fast gar nichts. Durch die Kinder und das Stillen habe ich große Brüste bekommen, und das finde ich toll. Ich fühle mich damit sehr weiblich.

Dazu betrachte ich meine Brüste als ein kleines großes Wunder, was mir und meinen Kinder viel Freude gebracht hat.

Hat sich die Einstellung zu deinem Körper durch das Stillen verändert? Ich bin viel zufriedener mit meinem Körper geworden. Ich bin stolz auf meinen Körper, ich bin ihm dankbar, dass ich drei tolle Kinder bekommen habe und sehr lange stillen konnte bzw. immer noch kann.

Ich freue mich zwar schon auf die Zeit nach dem Stillen, fürchte mich aber ein bisschen, dass ich dann auch meine Brüste „verliere".

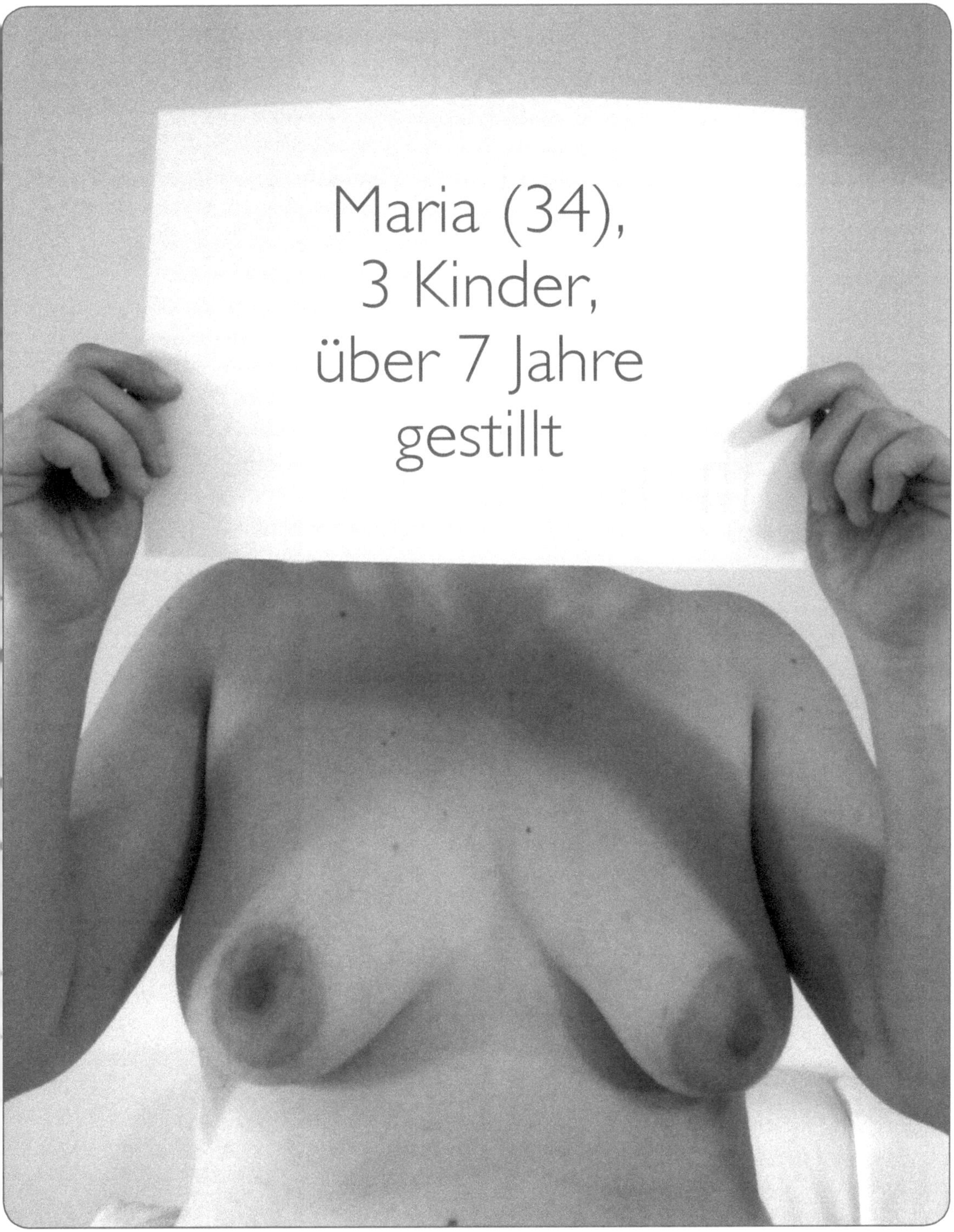
Maria (34),
3 Kinder,
über 7 Jahre
gestillt

[T30] Susanne, 34

„Ich bin meinem Körper sehr dankbar, dass er Schwangerschaft, Geburt und Stillen ‚geschafft' hat."

Kinder: 3
Stillzeit: 1. Kind 1 Jahr, 2. Kind 1 Jahr, 3. Kind 1 Jahr

Welche Bedeutung hat das Stillen für dich? Stillen ist existenziell: Ich ernähre mein Kind mit dem Besten, was ich habe. Gleichzeitig ergibt sich durch das Stillen eine Bindung zwischen Mutter und Kind, die ebenfalls existenziell wichtig für das Kind ist, weil es noch mehr das Urvertrauen festigen kann.

Hat sich deine Brust durch das Stillen verändert und wie empfindest du diese Veränderung? Meine Brust hat sich natürlich beim Stillen vergrößert und ist schwerer geworden.

Am Anfang – vor allem, wenn die Brust voll, zu voll war – ist es kein so schönes Gefühl gewesen. Auch das Auslaufen habe ich als lästig empfunden.

Nachher, nach dem Stillen, ist sie viel kleiner geworden, das musste ich erstmal akzeptieren. Das heißt, ich fand es am Anfang schon traurig, und vor allem musste ich mir neue BHs kaufen. Aber das war ein Prozess, und jetzt bin ich damit zufrieden.

In der Proportion zu meinem Körper empfinde ich die Größe meiner Brust in Ordnung.

Hat sich die Einstellung zu deinem Körper durch das Stillen verändert? Ich bin meinem Körper sehr dankbar, dass er Schwangerschaft, Geburt und Stillen „geschafft" hat und dass ich jetzt kein „Wrack" bin. Da bin ich schon stolz drauf.

Und was meint dein Partner? „Ich fand es toll, dass meine Frau gestillt hat, es gehört einfach dazu. Ich fand meine Partnerin in dieser Zeit sehr attraktiv (prallere Brüste). Sie hatte aber leider weniger Lust auf Sex."

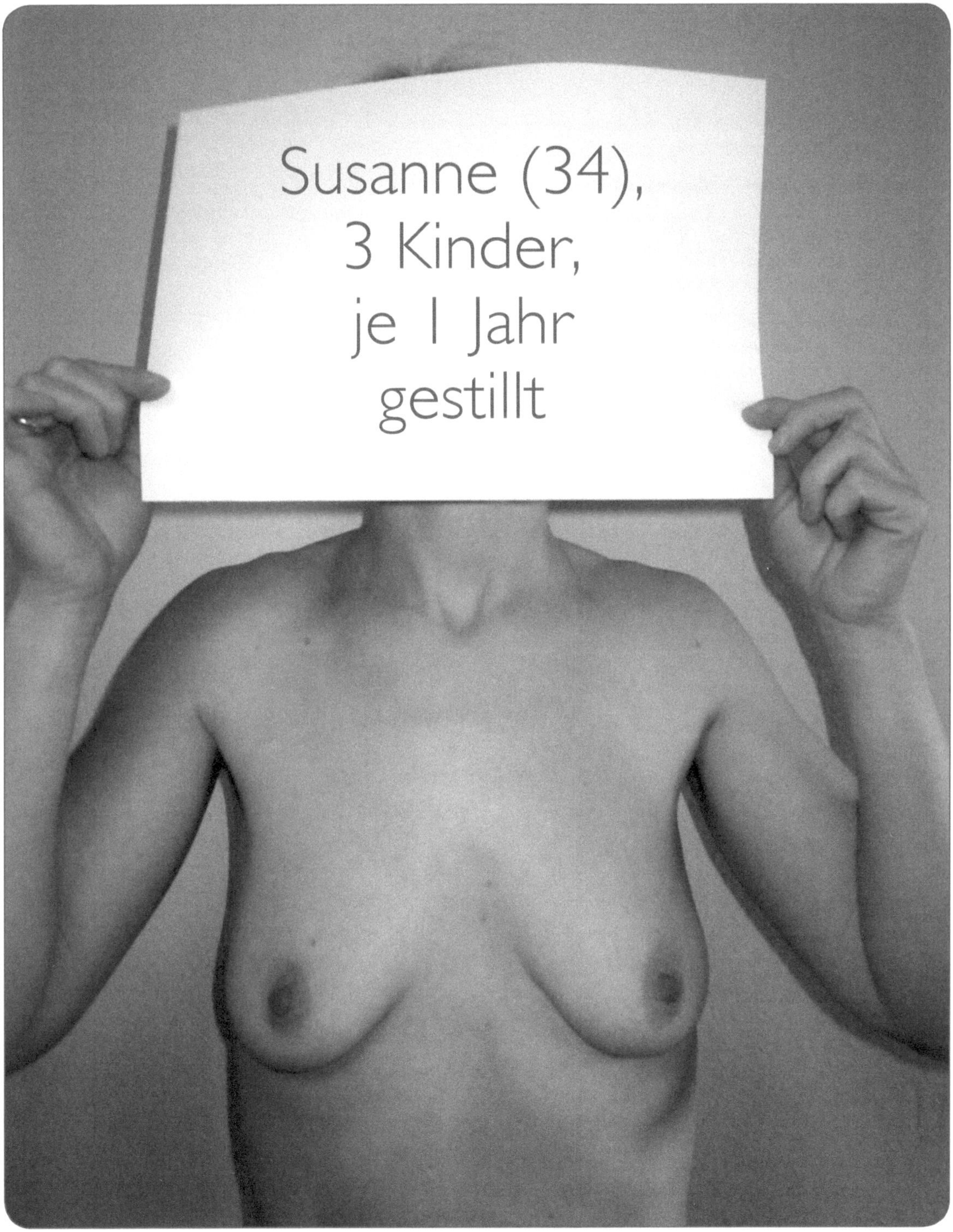
Susanne (34),
3 Kinder,
je 1 Jahr
gestillt

[T36] Christine, 35

„Ich habe es immer genossen, wenn die Brüste am Anfang der Stillzeit so schön groß waren."

Kinder: 3
Stillzeit: 1. Kind 4 Jahre und 3 Monate, 2. Kind 2 Jahre und 4 Monate (Tandem), 3. Kind seit 19 Monaten

Welche Bedeutung hat das Stillen für dich? Stillen ist für mich essenziell für die körperliche und seelische Ernährung meines Kindes. Ich könnte mir nicht vorstellen, ein Baby zu bekommen und nicht zu stillen, bis es gut im Kleinkindalter drin und gefestigt ist.

Wir stillen, so lange es meine Kinder brauchen, und entwöhnen uns auf dem natürlichen Weg. Dazu bekommen wir als Bonus alle beide gesundheitliche Vorteile obendrauf.

Hat sich deine Brust durch das Stillen verändert und wie empfindest du diese Veränderung? Nun ja, sie hängt schon ein wenig und hat ein paar schmale Striae, aber das würde sie auch so nach drei Schwangerschaften. Ich finde das nicht so schön, aber es ist Teil des normalen Alterungsprozesses, und ich werde da auch nichts dran rumpfuschen.

Ansonsten ist die Brust bei mir immer so etwa nach einem Jahr Stillzeit wieder so klein wie vorher.

Ich habe es immer genossen, wenn die Brüste am Anfang der Stillzeit so schön groß waren. Aber da ich insgesamt sehr schlank bin, kann ich auch mit kleinen Brüsten gut leben.

Hat sich die Einstellung zu deinem Körper durch das Stillen verändert? Ich habe mehr Respekt vor meinem Körper in der Zeit, in der er ein Kind ernährt, sei es in der Schwangerschaft oder Stillzeit.

Ich habe meine üblichen paar Macken am Körper früher als viel störender empfunden als heute. Jetzt, nach drei Kindern, sind die Macken sicher nicht weniger, aber da ich insgesamt „gut weggekommen" bin, sind diese für mich inzwischen weniger relevant.

Und was meint dein Partner? Bei mir sind Sexualität und Libido weniger an die Stillzeit gekoppelt als vielmehr an das Geburtserlebnis, habe ich den Eindruck. Die erste Geburt habe ich trotz objektiv toller, komplikationsloser Hausgeburt als negativen Einfluss auf meine Sexualität empfunden, weil ich mit ein paar Dingen nicht so zurechtkam. Die zweite und dritte Geburt waren unheimlich stärkende Erlebnisse und damit ein positiver Einfluss auf meine Sexualität.

Nach der ersten Geburt hatte ich eine deutlich reduzierte Libido, nach der zweiten ging es dann wieder steil aufwärts.

Die Brust ist bei uns in der Stillzeit weiterhin ein wichtiger Teil der Sexualität, wir haben beide keine Probleme damit, das zu kombinieren.

Warum auch, es sind beides physiologische Funktionen der weiblichen Brust.

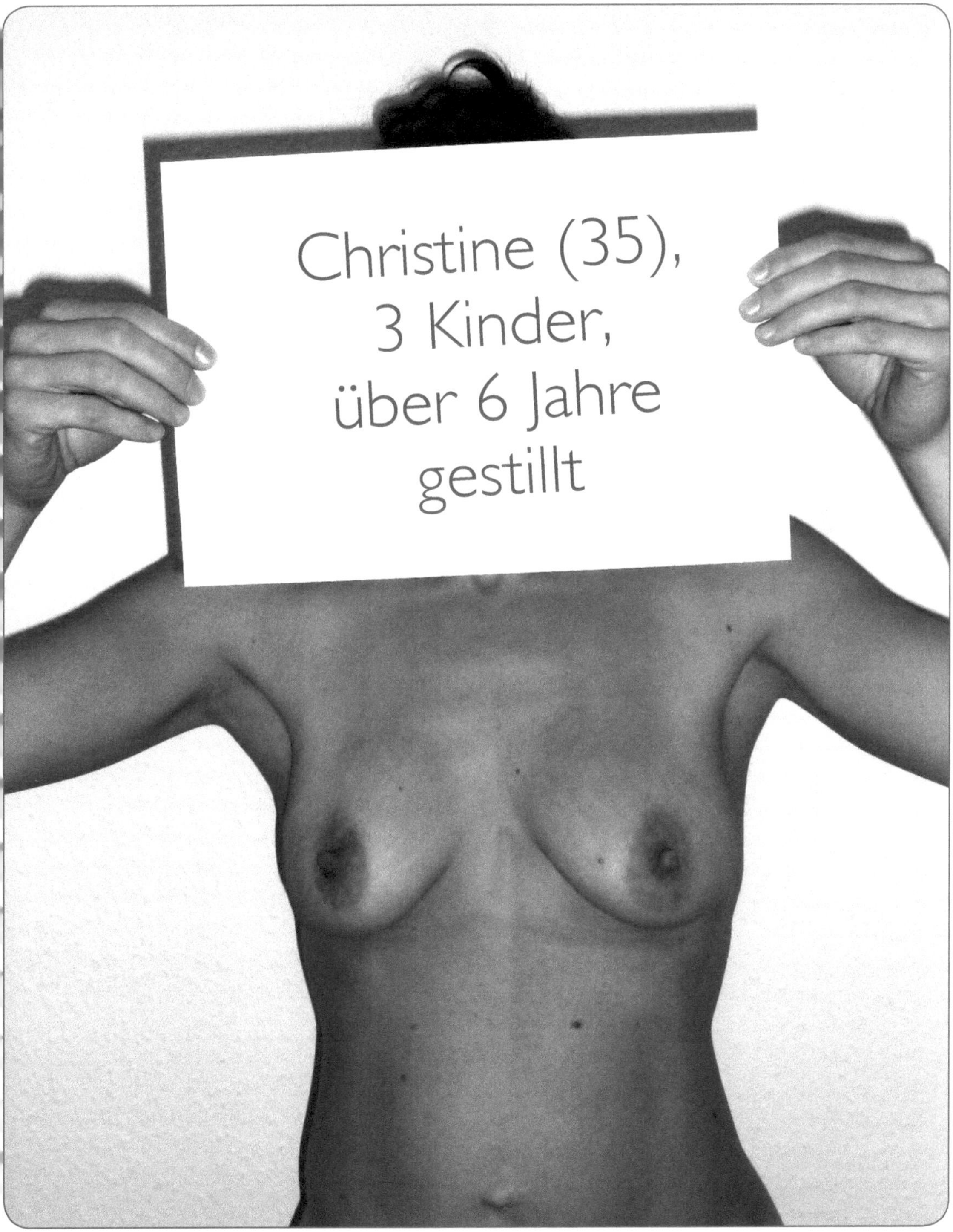
Christine (35),
3 Kinder,
über 6 Jahre
gestillt

[T33] Dorothea, 35

„Ich habe immer alles dabei, was ich brauche."

Kinder: 2
Stillzeit: 1. Kind 10 Monate, 2. Kind seit 1 Monat

Welche Bedeutung hat das Stillen für dich? Stillen ist für mich eine unglaublich praktische Möglichkeit, mein Kind bedarfsgerecht zu ernähren. Ich habe immer alles dabei, was ich brauche, und kann sicher sein, dass mein Kind so viel Nahrung kriegt, wie es benötigt.

Ich muss nachts nicht aufstehen und das Fläschchen auf die richtige Temperatur bringen oder Ähnliches. Außerdem ist es preiswert und hilft auch noch dabei, das eigene Ausgangsgewicht von vor der Schwangerschaft zu erreichen.

Das Stillen stellt für mich zusätzlich eine Ruhepause im Alltag dar, in der ich in einen intensiven und innigen Kontakt mit meinem Kind gehen, lesen oder einfach nichts tun kann.

Hat sich deine Brust durch das Stillen verändert und wie empfindest du diese Veränderung? Meine Brust hat sich bereits in der Schwangerschaft nicht unbedingt zum Positiven entwickelt. Vorher war sie sicherlich etwas straffer.

Da ich aber allgemein nicht so auf mein Äußerliches fixiert bin, kann ich gut damit leben.

Hat sich die Einstellung zu deinem Körper durch das Stillen verändert? Ich finde es toll, dass mein Körper in der Lage ist, ein winziges Neugeborenes zu einem Pfundskerl aufzupäppeln!

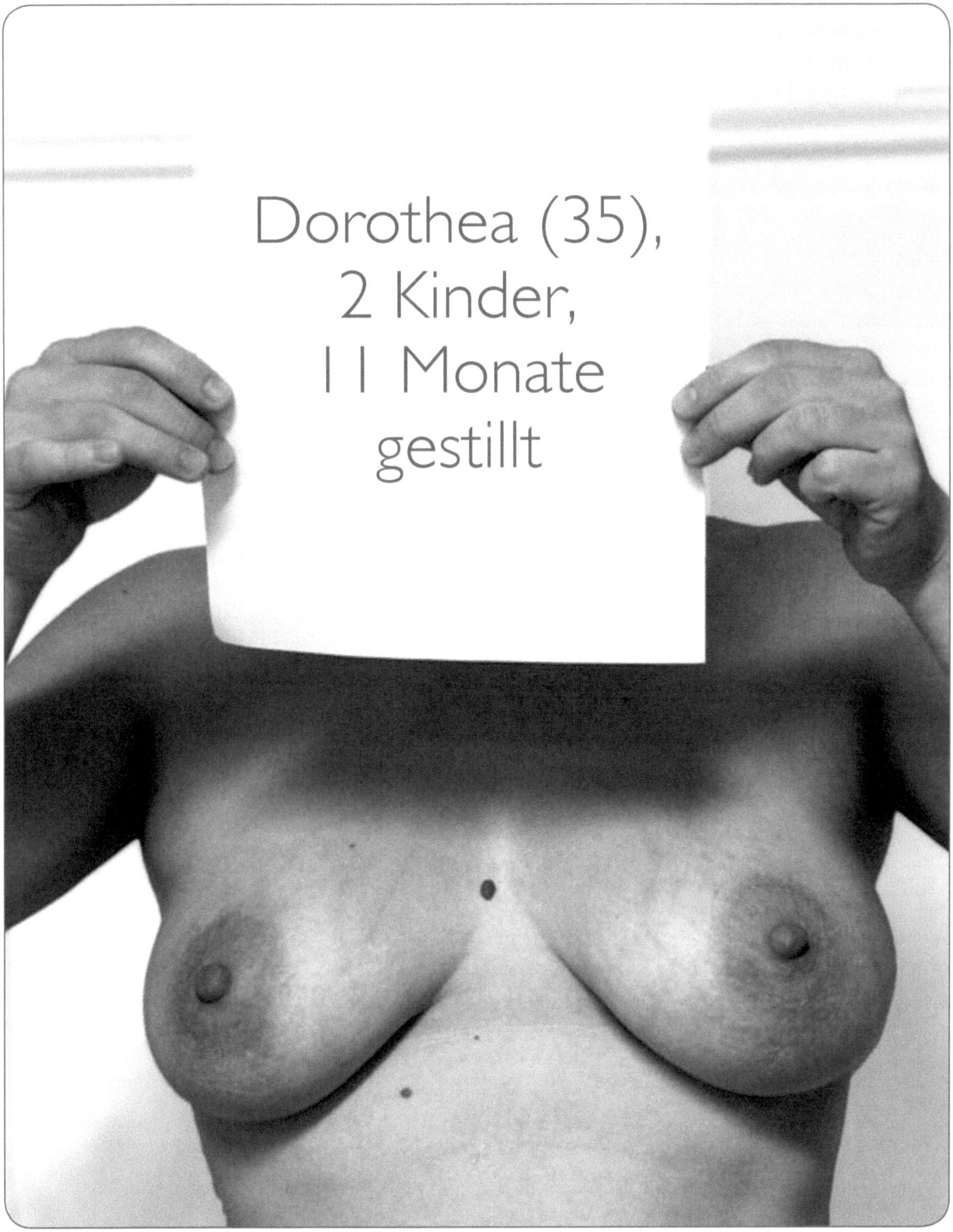
Dorothea (35),
2 Kinder,
11 Monate
gestillt

[T35] Jana, 35

Kinder: 1
Stillzeit: seit 4 Monaten

„Nervig empfinde ich nur, dass es für so große Brüste schwierig ist, einen geeigneten BH zu finden."

Welche Bedeutung hat das Stillen für dich? Sein Kind zu stillen ist die innigste Beziehung, die man zu einem Kind haben kann. Es ist ein Akt der absoluten Hingabe.

Ich staune immer wieder über dieses Wunder, wie mit ausschließlich Muttermilch die Fettärmchen des Babys wachsen.

Hat sich deine Brust durch das Stillen verändert und wie empfindest du diese Veränderung? Die Blutäderchen sind bereits seit der Schwangerschaft deutlicher an der Brust zu sehen. Außerdem erscheinen mir die Warzenhöfe größer und natürlich dunkler. Aber all das stört mich überhaupt nicht.

Nervig empfinde ich nur, dass es für so große Brüste schwierig ist, einen geeigneten BH zu finden.

Hat sich die Einstellung zu deinem Körper durch das Stillen verändert? Als stillende Mutter „entblöße" ich meine Brust schon mal dort, wo ich es sonst nie täte. Und es ist mir überhaupt nicht peinlich.

Insofern steigert das Stillen das Selbstbewusstsein. Durch das Stillen rückt die Aufgabe bzw. Bedeutung der Brust, die unabhängig vom Aussehen ist, in den Vordergrund.

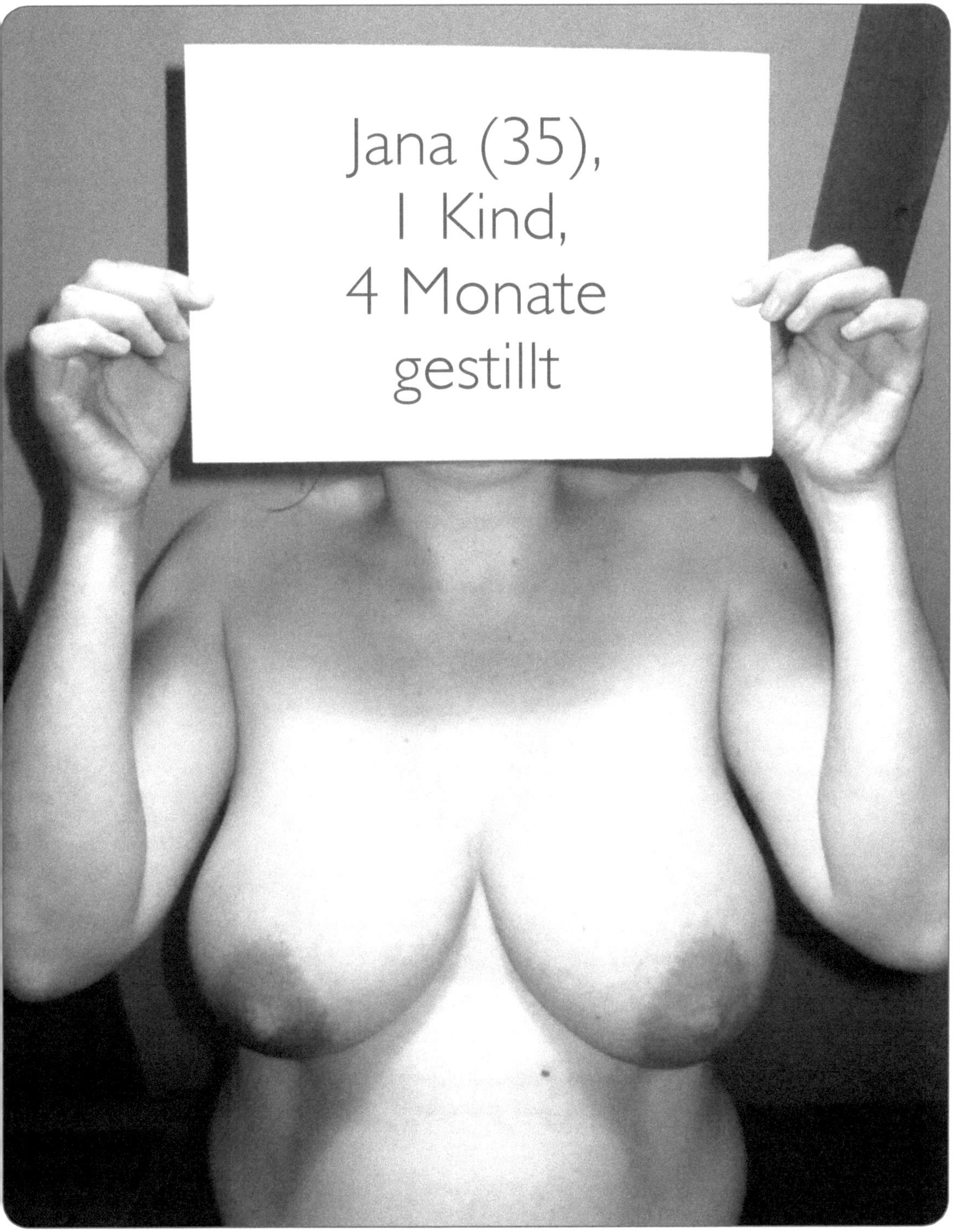
Jana (35),
1 Kind,
4 Monate
gestillt

[T37] Julia, 35

„Vielleicht haben mir Schwangerschaft und Stillzeit auch mehr Selbstvertrauen in den eigenen Körper gegeben."

Kinder: 4
Stillzeit: 1. Kind 1,5 Jahre, 2. Kind 1,5 Jahre, 3. Kind 2 Jahre, 4. Kind seit 2,5 Jahren

Welche Bedeutung hat das Stillen für dich? Über die Bedeutung vom Stillen habe ich mir anfangs eigentlich gar keine Gedanken gemacht, ich habe einfach gestillt. Jetzt – nach vier Kindern – weiß ich, wie viel mir Stillen wirklich bedeutet(e): Zeit und Ruhe mit und für mein Baby (das habe ich im hektischen Alltag wirklich immer sehr genossen), ganz enge Bindung, Selbstvertrauen in mich als Mutter, gesündeste Ernährung für mein Baby und die Möglichkeit, meinem Kind das Allerbeste geben zu können, was es gibt!

Nicht zuletzt ist es wahnsinnig praktisch und irgendwie viel unkomplizierter als die Beikost.

Hat sich deine Brust durch das Stillen verändert und wie empfindest du diese Veränderung? Ich glaube, dass sich meine Brust vor allem mit den Jahren und den Schwangerschaften und weniger durch das Stillen verändert hat.

Während der Zeit des vollen Stillens war die Brust größer (was – wenn ich ehrlich bin – manchmal ein bisschen „störend" war). Und jetzt, beim langsamen Abstillen, ist sie gerade eher kleiner als „vorher". Das mag ich eigentlich auch mal ganz gerne ...

Ich habe ja insgesamt relativ lange gestillt und habe keinesfalls das Gefühl, dass das die Brust negativ beeinflusst hat.

Hat sich die Einstellung zu deinem Körper durch das Stillen verändert? Als junges Mädchen bzw. junge Frau hatte ich immer das Gefühl, mein Busen sei etwas zu groß. Ich war nicht wirklich zufrieden damit und mit meinem Körper.

Inzwischen bin ich da viel entspannter, finde meinen Körper und meine Brust schön – oder ich denke einfach nicht mehr so viel darüber nach. Vielleicht haben mir Schwangerschaft und Stillzeit auch mehr Selbstvertrauen in den eigenen Körper gegeben.

Ich glaube, dass ich durch die schönen Stillbeziehungen einfach nicht mehr so zwanghaft den Fokus auf „Die Brust muss perfekt / größer / kleiner / straffer etc. sein" lege und mich so akzeptiere, wie ich bin.

Und was meint dein Partner? „Ich habe die Stillzeiten als sehr schön empfunden, als etwas völlig Natürliches, und das Stillen nie in Frage gestellt. Brustveränderungen waren für mich auf längere Sicht nicht zu bemerken."

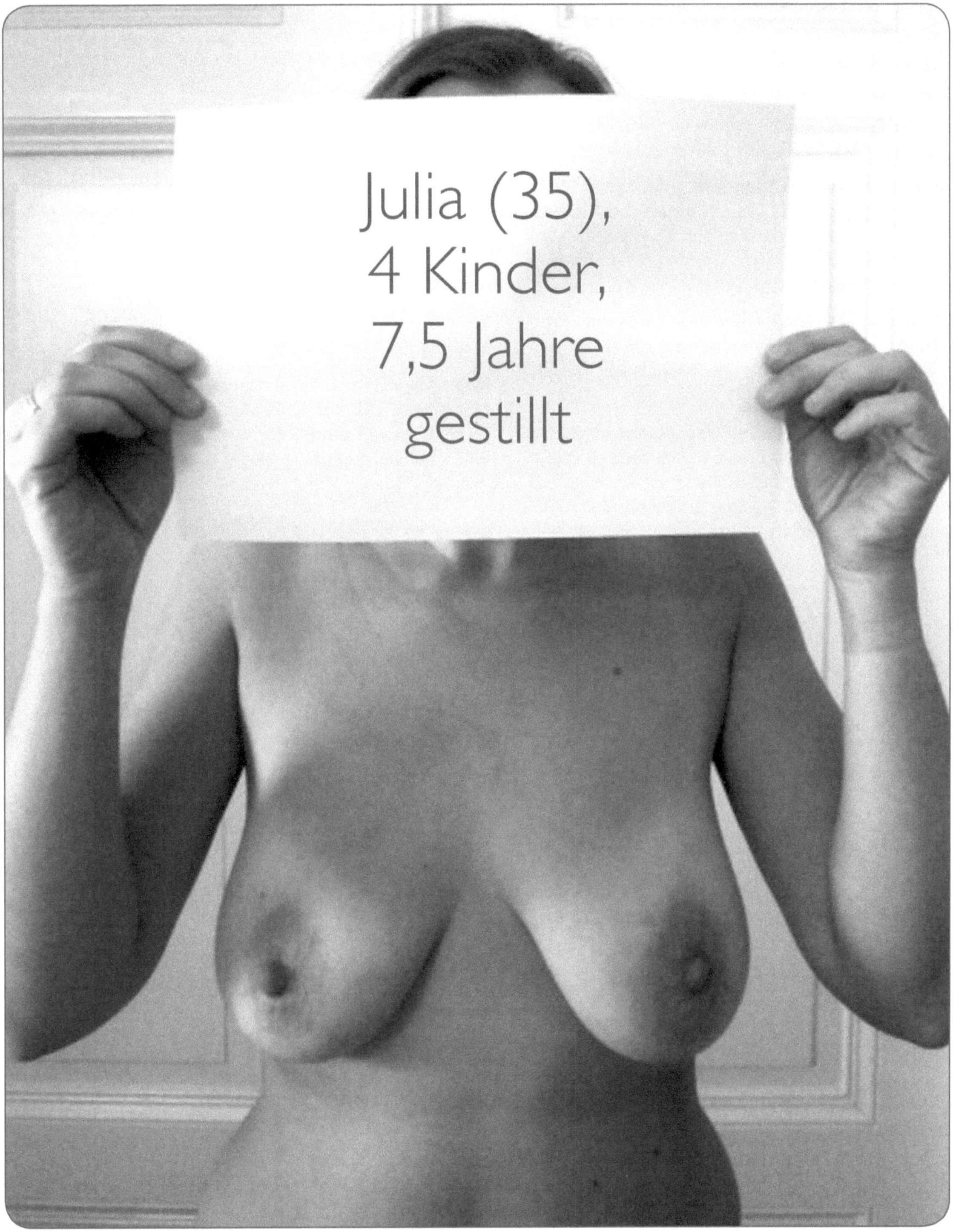
Julia (35),
4 Kinder,
7,5 Jahre
gestillt

[T34] Karina, 35

„Ich habe mich während der Stillzeit sehr weiblich gefühlt."

Kinder: 2
Stillzeit: 1. Kind 13 Monate, 2. Kind 20 Monate

Welche Bedeutung hat das Stillen für dich? Stillen ist so ein inniges Gefühl, das Mutter und Kind auf wundersame Weise verbindet. Nur eine Mutter kann das ihrem Kind geben. Sein eigenes Kind ernähren zu können, ist doch wunderbar.

Stillen ist doch total super, denn die Milch hat immer die richtige Temperatur, man hat sie auf Reisen immer dabei, und sie ist auch noch unglaublich preiswert.

Hat sich deine Brust durch das Stillen verändert und wie empfindest du diese Veränderung? Zu Beginn der Stillzeit wurde die Brust natürlich größer, aber nach einiger Zeit war die Größe wieder relativ normal. Ich habe mich während der Stillzeit sehr weiblich gefühlt.

Hat sich die Einstellung zu deinem Körper durch das Stillen verändert? Ich bin total fasziniert, was die eigentliche Funktion der Brust betrifft. Ich konnte mich immer auf meinen Körper verlassen: Wenn Milch gebraucht wurde, war auch immer welche da.

Ich bin sehr dankbar, dass ich lange und immer mit einem guten Gefühl stillen konnte.

Und was meint dein Partner? Optisch fand mein Mann diese Zeit durchaus ansprechend. Leider hatte er nicht so viel davon, da jede Berührung der Brust einen Milcheinschuss auslöste.

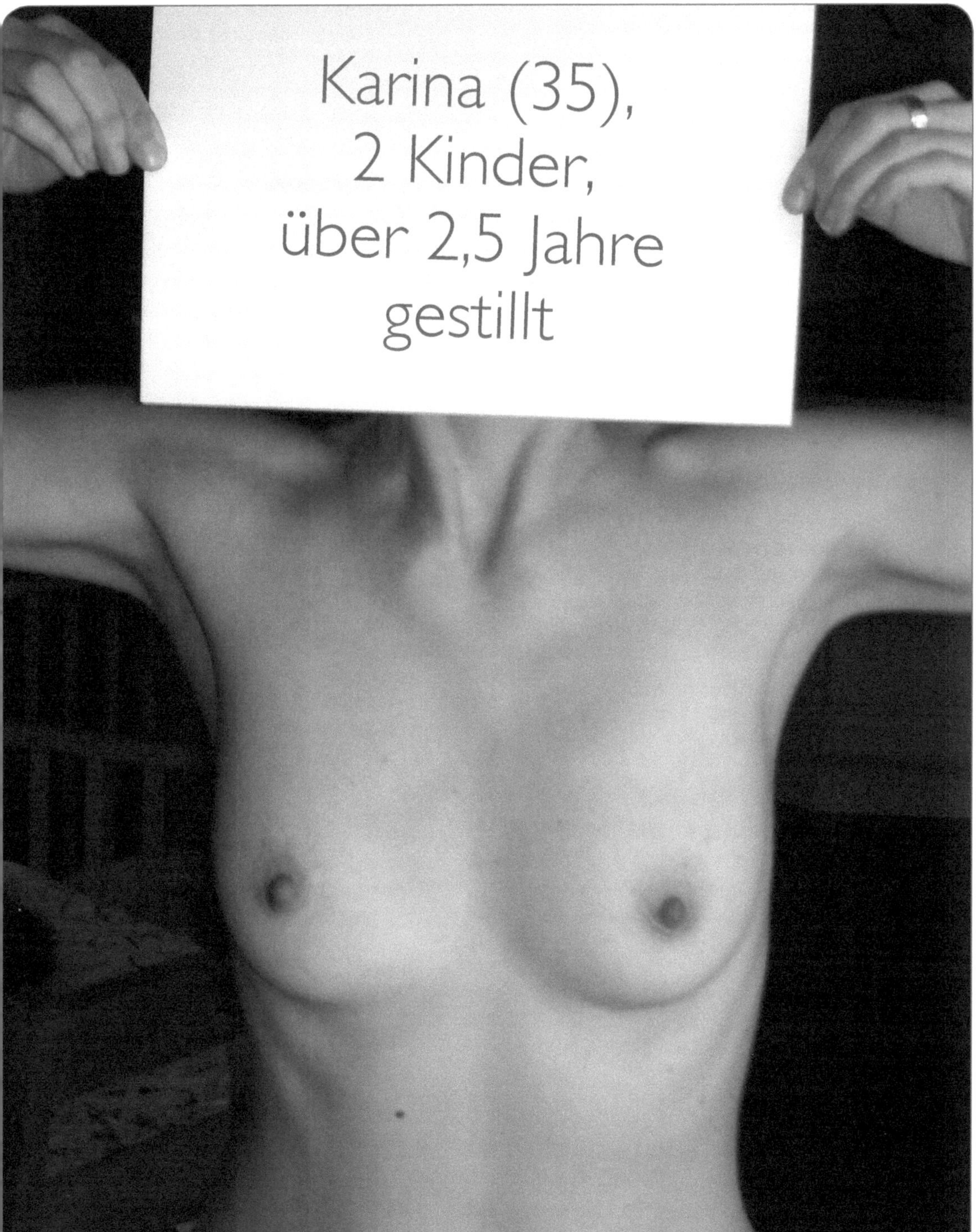
Karina (35),
2 Kinder,
über 2,5 Jahre
gestillt

[T38] Natalie, 35

Kinder: 1
Stillzeit: seit 14 Monaten

„Generell aber habe ich durch das Stillen relativ schnell an Gewicht verloren."

Welche Bedeutung hat das Stillen für dich? Für mich hat das Stillen eine sehr wichtige Bedeutung. Ich spüre, wie gut es meiner Tochter tut und wie intensiv unsere Mutter-Kind-Beziehung dadurch ist.

Eigentlich wollte ich nach dem sechsten Monat langsam abstillen. Nun ist meine Tochter knapp 15 Monate alt und verlangt immer noch nach der Brust! Zum Glück nur als Einschlafhilfe mittags und abends. Da sie schon immer den Schnuller verweigerte, ist meine Brust für sie auch der „Schnullerersatz".

Ich will ihr das gönnen und es tut mir auch gut, wenn ich sehe, wie wohl und geborgen sie sich beim Stillen fühlt.

Hat sich deine Brust durch das Stillen verändert und wie empfindest du diese Veränderung? Durch das Stillen hat sich meine Brust nicht so sehr verändert wie während der Schwangerschaft, als sie um zwei Körbchengrößen zunahm.

Die ersten Stillmonate war meine Brust sehr prall und schmerzte ab und zu bei Milchstau. Daran musste ich mich etwas gewöhnen, konnte es aber dann mit Massagen und Kühlen lindern.

Da ich jetzt nur zweimal am Tag stille, ist die Brust nicht mehr so milchreich und voll, so dass ich wieder in meine alten BHs reinpasse.

Leider wirkt sie optisch etwas schlapper als vor der Schwangerschaft, aber damit habe ich schon gerechnet und akzeptiere es.

Hat sich die Einstellung zu deinem Körper durch das Stillen verändert? Durch das Stillen nehme ich meinen Körper anders, intensiver wahr. Ich habe mehr Achtung vor meiner Brust, wenn man das so sagen darf, und sehe sie nicht mehr primär als ein erotisches Objekt an – wie früher –, sondern als Quelle des Lebens für das neugeborene Baby, die man besonders gut schützen, pflegen und lieben muss.

Nur mit meinem Bauch bin ich noch etwas unzufrieden, weil ich die Bauchübungen bis jetzt zu halbherzig gemacht habe. Das muss ich noch ernster in Angriff nehmen.

Generell aber habe ich durch das Stillen relativ schnell an Gewicht verloren, vor allem nach dem ersten halben Jahr, als sich eine gewisse Stillroutine eingestellt und ich wieder mehr Zeit für mich hatte.

Und was meint dein Partner? Mein Partner hat großen Respekt vor dem Stillen und genießt die Geräusche, die meine Tochter beim Saugen an der Brust macht! Er findet mich noch weiblicher und ist viel zärtlicher im Umgang mit meiner Brust als vorher.

Allerdings weiß er auch, dass die Brust für die nächsten paar Monate immer noch nicht ihm alleine gehört. Aber das macht ihm nichts aus, denn auch für ihn steht das Wohl unserer Tochter an erster Stelle.

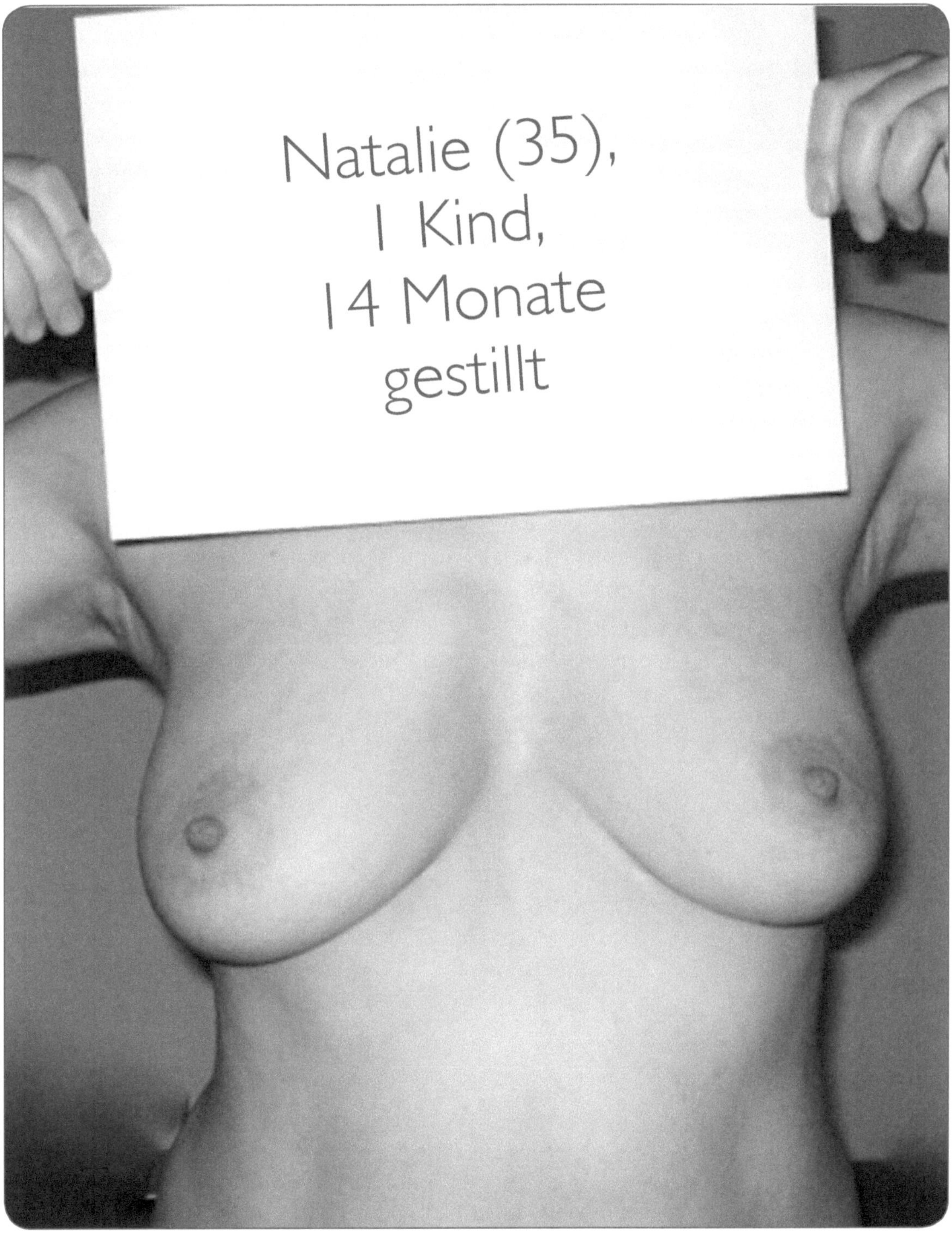
Natalie (35),
1 Kind,
14 Monate
gestillt

[T51] Nele, 35

„Die Idee, dass sie meine Kinder gut ernährt haben, stärkt den guten Blick auf diesen Teil meines Körpers."

Kinder: 5 (3. Kind Totgeburt)
Stillzeit: 1. Kind 9 Monate, 2. Kind 9 Monate, 3. Kind primär abgestillt, 4. Kind 12 Monate, 5. Kind 9 Monate

Welche Bedeutung hat das Stillen für dich? Stillen war mir immer sehr wichtig. Nicht nur, dass ich das grundsätzlich für die beste Ernährung für ein Baby halte, ich habe es auch immer etwas als Kompensation für die schwierigen Geburten (allesamt Kaiserschnitte) gesehen. Sozusagen als andere Form von Nähe, die ich ja bei den Geburten nicht erfahren habe.

Im weiteren Verlauf zum Stillen bin ich aber eher pragmatisch gewesen. Ich habe immer recht bald wieder gearbeitet und daher nur vier bis sechs Monate voll gestillt, danach bis zum neunten/zwölften Lebensmonat teilweise.

Hat sich deine Brust durch das Stillen verändert und wie empfindest du diese Veränderung? Ich habe große Brüste, die ich schon vor dem Stillen nicht so schön fand. Sie haben sich nicht stark verändert, aber ich sehe sie jetzt gelassener. Die Idee, dass sie meine Kinder gut ernährt haben, stärkt den guten Blick auf diesen Teil meines Körpers, den ich eigentlich nicht so mag.

Schwierig fand ich die Veränderung nur für einen kurzen Zeitraum: Eines meiner Kinder ist bei der Geburt gestorben. Trotzdem hat sich natürlich Milch gebildet. Erst habe ich das Abstillen als sehr schlimm empfunden und meine Brust war sozusagen der zusätzliche Beleg für das, was geschehen war. Erst später habe ich es als Zeichen dessen gesehen, dass ich doch Mutter geworden war, und damit fand ich die Veränderungen dann rückblickend ganz gut.

Hat sich die Einstellung zu deinem Körper durch das Stillen verändert? Ich bin – nicht nur durch das Stillen, sondern durch das Kinderkriegen allgemein – gelassener und freundlicher zu mir selbst geworden.

Das funktioniert nicht immer, aber ich versuche eben, mich nicht mehr so mit anderen Frauen zu messen. Dafür haben übrigens nicht nur Schwangerschaft, Geburt und Stillen gesorgt, sondern vor allem mein Mann, der mich immer spüren lässt, wie attraktiv er mich findet.

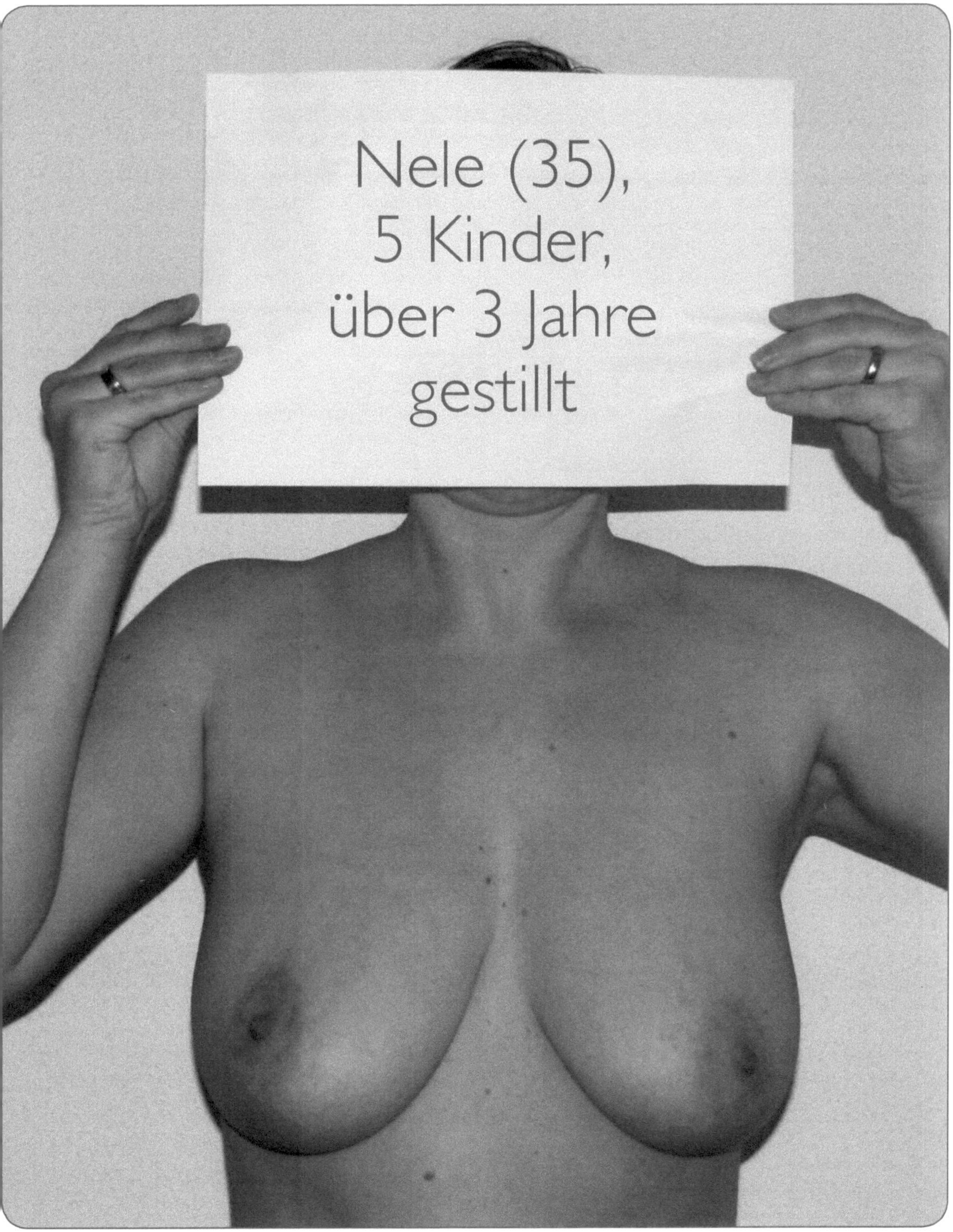
Nele (35),
5 Kinder,
über 3 Jahre
gestillt

[T52] Anna, 36 „Die Frage des Abstillens stellte sich nicht wirklich.“

Kinder: 2; schwanger in der 34. Schwangerschaftswoche
Stillzeit: 1. Kind 3 Jahre (mit 9 Monaten Pause),
2. Kind 4,5 Jahre (davon 1 Jahr Tandem)

Welche Bedeutung hat das Stillen für dich? Eine sehr große. Vor allem nach dem unnötigen Kaiserschnitt beim ersten Kind wollte ich mir zumindest diese Form des Mutterwerdens nicht auch noch nehmen lassen.

Der Anfang war aber sehr schmerzhaft: Ich hatte extrem empfindliche Brustwarzen, die rissig und blutig wurden und höllische Schmerzen verursachten. Beim Ansaugen und während der ersten paar Stillminuten brauchte ich deshalb quasi ein Holz zwischen den Zähnen, um durchzuhalten. Nach einigen Wochen – ich war mit dem Kind im Tragetuch eingeschlafen und es drückte in dieser Zeit unbemerkt auf eine Stelle der rechten Brust – hatte ich zudem einen fiebrigen Milchstau, der mir auch Monate später noch zu schaffen machte.

Sechs Monate vollstillend durchzuhalten war mein Motto, und in dieser Zeit hatte ich Schmerzen. Als das halbe Jahr dann verstrichen war, lösten sich die Schmerzen endlich in Luft auf, und das Stillen begann, mir Freude zu machen.

Die Frage des Abstillens stellte sich nicht wirklich, und die Milch ging erst während der nächsten Schwangerschaft zurück, sodass mein Kind die Brust freiwillig „hergab“.

Als das neue Baby geboren war, hingen dann teils beide Kinder an den Brüsten (das große z.B. auf der Leiter sitzend oder aus anderen lustigen Positionen heraus stillend).

Die zweite Stillzeit begann viel sanfter als die erste, zumal ich auch eine sehr schöne Hausgeburt erlebt hatte und dadurch großes Selbstbewusstsein erlangt hatte. Ich spürte nur etwa zwei Wochen einen Zugschmerz beim Ansaugen. Allerdings hatte ich wunden Brustwarzen vorgesorgt und von Beginn an meine Haut mit etwas Lanolin eingeschmiert.

Auch in dieser Stillzeit kam das Stillende erst, als die Milch durch die Schwangerschaft weniger wurde. Das zweite Kind hat aber offenbar vor, gemeinsam mit dem Baby wieder Muttermilch zu trinken…

Hat sich deine Brust durch das Stillen verändert und wie empfindest du diese Veränderung? Sie war, vor allem in der ersten Stillzeit, extrem empfindlich, und jede Berührung war unangenehm bis schmerzhaft. Nach und nach hat meine Brust das Stillen „gelernt“ und ist in die Aufgabe – genau wie ich selbst auch – hineingewachsen. Sie wurde, für meine Verhältnisse, auch sehr viel größer, und dann wieder etwas kleiner.

Die Größe hat nun, in der dritten Schwangerschaft, wieder etwas zugenommen – aber der Milcheinschuss kommt ja erst noch. Diesmal werde ich es nicht verpassen, ein Foto davon zu machen!

Davon abgesehen sind die Warzen etwas größer und dunkler geworden, und das wird wohl auch so bleiben.

Wenn man das Foto genau ansieht, erkennt man, dass schon etwas Vormilch austritt und innerhalb der Warzen weißlich atrocknet. Kein Wunder, das Baby will schließlich in ein paar Wochen geboren werden, und der Körper bereitet sich schon mal umfangreich darauf vor.

Hat sich die Einstellung zu deinem Körper durch das Stillen verändert? Auf jeden Fall. Ich weiß jetzt, was meine Brüste können, und darauf bin ich stolz. Immerhin habe ich – nach diesem wirklich bescheidenen Start – schon über 6,5 Jahre gestillt. Ersatzmilch habe ich zu keiner Zeit gefüttert, ich weiß nicht einmal, wie man sie genau anrührt.

Und was meint dein Partner? Er hat mich immer sehr unterstützt, vor allem in der schwierigen Anfangszeit. Da ich so lange gestillt habe, gehörte das Stillen in unserer Beziehung irgendwann einfach dazu. Wobei sicher lustige Situationen dabei waren, vor allem, was den partnerschaftlichen Still-Brust-Aspekt angeht.

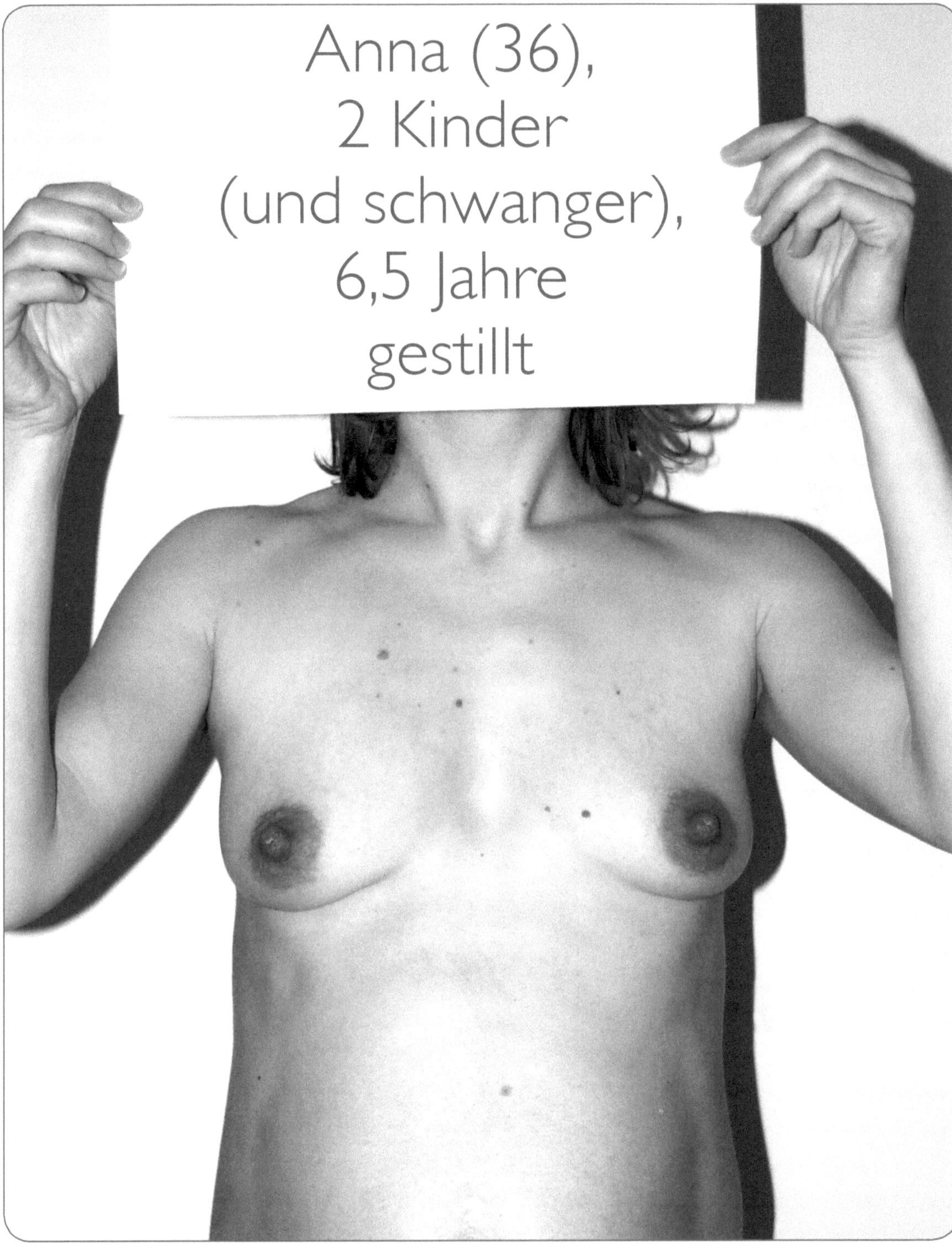
Anna (36),
2 Kinder
(und schwanger),
6,5 Jahre
gestillt

[T39] Katja, 36

„Meinen Körper insgesamt finde ich jetzt schöner als vor meiner ersten Schwangerschaft.“

Kinder: 2
Stillzeit: 1. Kind 3 Jahre, 2. Kind seit 18 Monaten

Welche Bedeutung hat das Stillen für dich? Ich hatte mich auf das Stillen schon in der Schwangerschaft sehr gefreut und habe es dann vom ersten Tag an sehr genossen. Meinem Baby alles, was es braucht, mit meinem Körper geben zu können, war ein unglaublich gutes Gefühl.

Bei meinem zweiten Sohn genieße ich das Stillen noch, habe aber hier schneller als beim ersten Kind den Wunsch, endlich wieder durchschlafen zu können.

Hat sich deine Brust durch das Stillen verändert und wie empfindest du diese Veränderung? Mein Busen hat sich verändert, ist weicher und „leerer“ als früher. Das bedaure ich etwas, aber ich hoffe einfach, dass er in ein paar Jahren wieder voller wird.

Hat sich die Einstellung zu deinem Körper durch das Stillen verändert? Generell habe ich seit den Kindern ein wesentlich besseres Gefühl für meinen Körper und mehr Selbstbewusstsein, um auch mit Schwächen, wie zum Beispiel einer kleineren Brust oder einem weicheren Bauch, gut umgehen zu können.

Das Aussehen meiner Brüste ist deshalb nicht ganz so entscheidend, denn meinen Körper insgesamt finde ich jetzt schöner als vor meiner ersten Schwangerschaft.

Früher wollte ich perfekt sein, jetzt bin ich zufrieden, wie es ist.

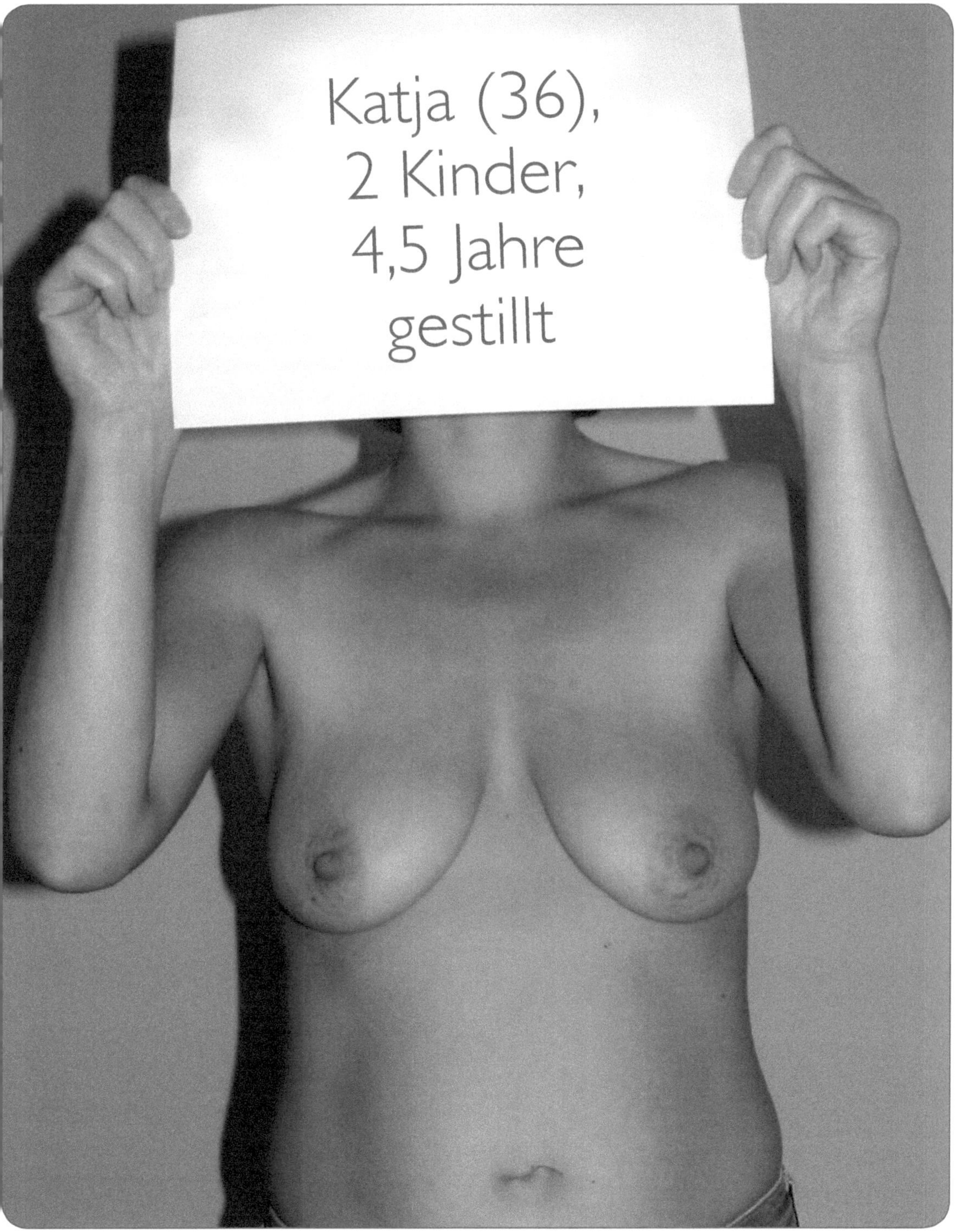
Katja (36),
2 Kinder,
4,5 Jahre
gestillt

[T40] Ilka, 38

„Meine Brust ist größer und praller geworden."

Kinder: 2
Stillzeit: 1. Kind 6 Monate, 2. Kind seit 5 Monaten

Welche Bedeutung hat das Stillen für dich? Das Stillen ist in erster Linie Nahrungsgebung für mein Kind. Dann eine körperliche Kontaktaufnahme, und natürlich stellt sich dadurch automatisch eine Bindung her.

Es ist toll zu sehen, wie sich mein Kind entwickelt, Augenkontakt herstellt, mir selbst beim Stillen etwas mitteilt. Ich kann mit und aus meiner Brust den Hunger meines Kindes stillen, immer und überall, ohne anderes Essen dabeihaben zu müssen. Das ist sehr entlastend.

Hat sich deine Brust durch das Stillen verändert und wie empfindest du diese Veränderung? Meine Brust ist größer und praller geworden, was mich an sich nicht stört. Manchmal hätte ich gern mal wieder meine alten BHs angezogen, nur wegen der Optik. Die heben die Brust schon anders als ein Still-BH.

Man muss halt schauen, was man anzieht, bequem sollte es schon sein. Wenn's spannt, ist es halt blöd.

Hat sich die Einstellung zu deinem Körper durch das Stillen verändert? Nein, meine Einstellung zu meinem Körper hat sich schon durch die Schwangerschaft verändert, denn die Umstellung ist enorm – körperlich, seelisch und hormonell.

Ich nehme meinen Körper bewusst wahr, merke, dass ich mit und aus meinem Körper etwas geben kann. Dementsprechend bewege ich mich auch und setze mich auch nicht unter Druck.

Und was meint dein Partner? „Ich empfinde das Stillen als nicht störend, und die Brust meiner Partnerin hat sich für mich nicht verändert. Ich mag meine Partnerin so, wie sie ist, selbst mit körperlichen Veränderungen."

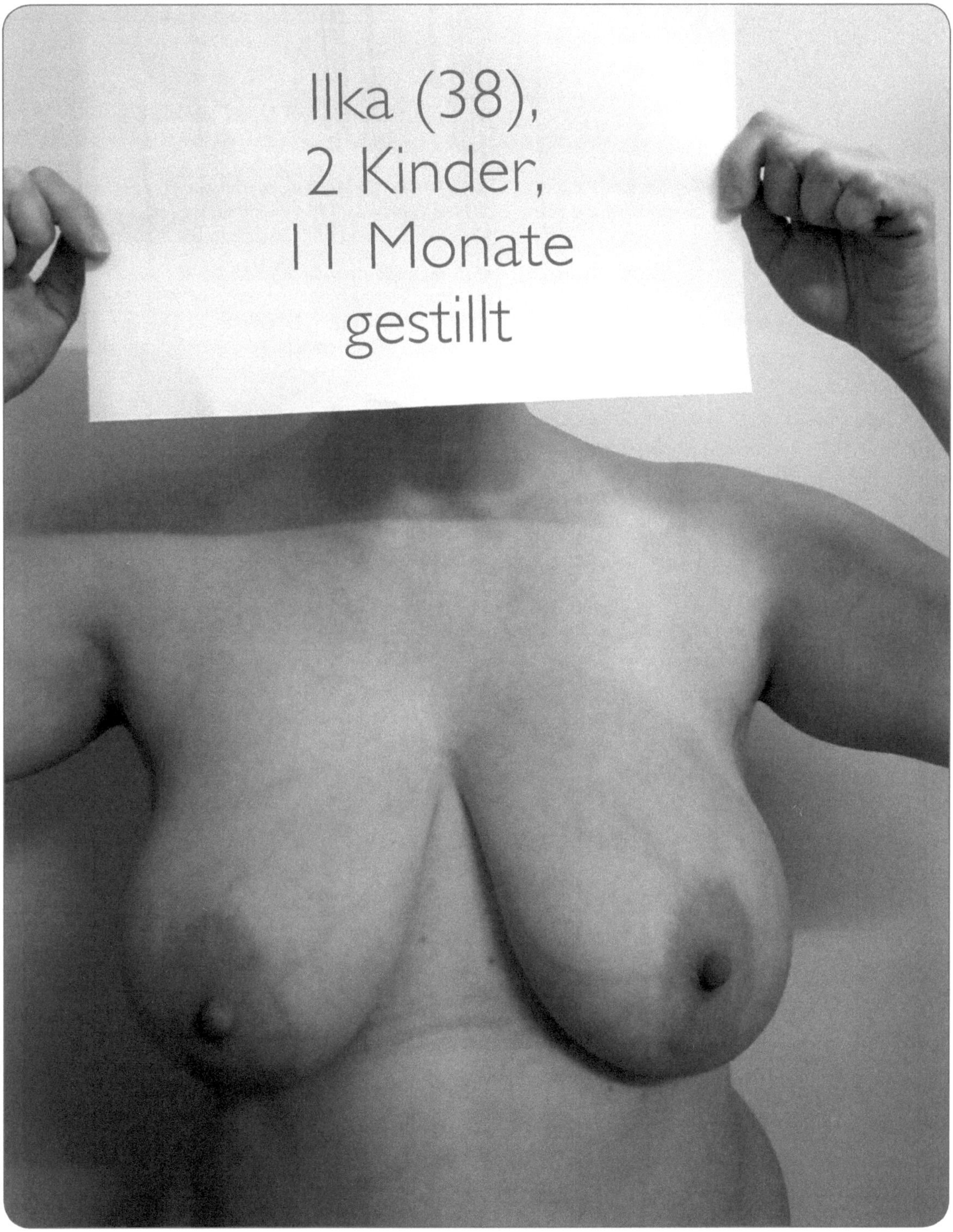
Ilka (38),
2 Kinder,
11 Monate
gestillt

[T41] Manuela, 38

„Nach dem Stillen waren die Brüste dann nicht mehr so groß."

Kinder: 2
Stillzeit: 1. Kind 10 Monate, 2. Kind 12 Monate

Welche Bedeutung hat das Stillen für dich? Ich finde das Stillen sehr wichtig. Für meine Kinder war es das „Beste", was ich ihnen geben konnte.

Ich bin total begeistert und stolz, dass ich „mit meinem Körper" meine Kinder ernähren konnte. Was die Natur sich da Tolles gedacht hat ...

Ich hab's genossen. Es war immer wie eine schöne „Auszeit" von allem.

Hat sich deine Brust durch das Stillen verändert und wie empfindest du diese Veränderung? Also meine Brust ist ja natürlich schon während der Schwangerschaft größer geworden. Während der Stillzeit meines ersten Kindes hab ich dann sogar richtig gemerkt, wenn ich einen Milcheinschuss hatte. Das fand ich echt „interessant".

Nach dem Stillen waren die Brüste dann nicht mehr so groß, aber leider etwas schlaffer bzw. hängender als vor der Schwangerschaft. Das ist aber für mich/uns völlig normal.

Hat sich die Einstellung zu deinem Körper durch das Stillen verändert? Die Einstellung zu meinem Körper hat sich durch das Stillen überhaupt nicht verändert.

Und was meint dein Partner? Für meinen Partner war es auch das Normalste von der Welt, dass ich die Kinder gestillt habe. Er empfindet die Veränderung der Brust unwesentlich. Hinsichtlich der Sexualität gibt's auch keine Veränderungen.

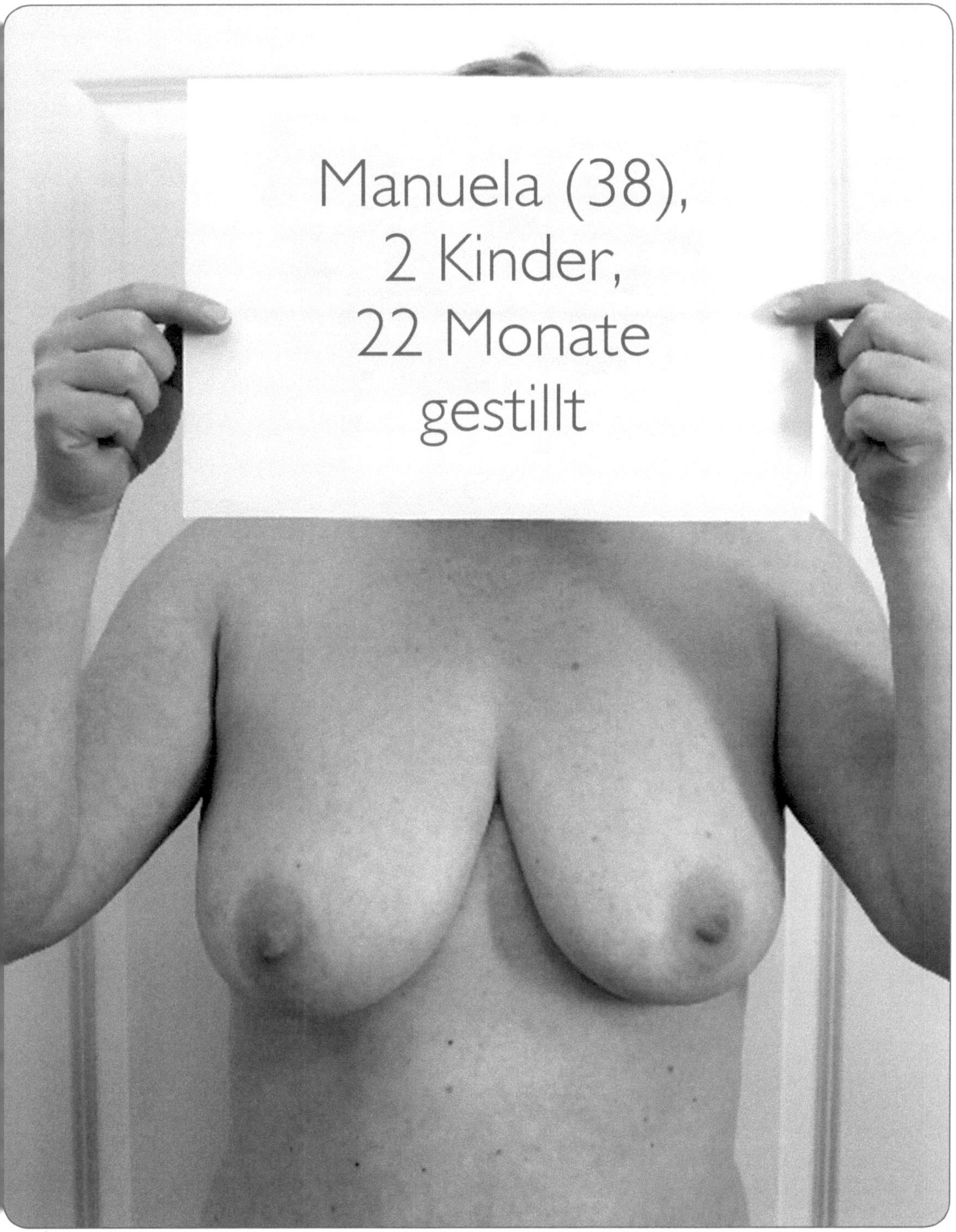
Manuela (38),
2 Kinder,
22 Monate
gestillt

[T42] Christine, 40

„Definitiv sind die Brustwarzen größer geworden."

Kinder: 1
Stillzeit: seit 19 Monaten

Welche Bedeutung hat das Stillen für dich? Eine große. Es ist die beste Ernährung für und die beste Verbindung mit meinem Kind. Außerdem ist es die einfachste Art, das Kind zu ernähren, vor allem beim Reisen.

Hat sich deine Brust durch das Stillen verändert und wie empfindest du diese Veränderung? Ich stille noch. Also weiß ich noch nicht, wie sich meine Brust endgültig verändern wird.

Definitiv sind die Brustwarzen größer geworden. Das ist für T-Shirts nicht so super. Ich hoffe, das geht wieder zurück nach dem Stillen.

Ein bisschen schlaffer sind die Brüste auch geworden. Aber das kann natürlich auch damit zu tun haben, dass ich seit fast 2 Jahren keinen richtigen Sport mehr gemacht habe...

Hat sich die Einstellung zu deinem Körper durch das Stillen verändert? Ich finde es genial, dass ich mit meinem Körper mein Kind vollkommen ernähren kann!

Und was meint dein Partner? „Ihre Brüste sind enorm sensibel geworden. Das ist wie ein Knopfdruck und sie ist auf 180 (im positiven Sinne)."

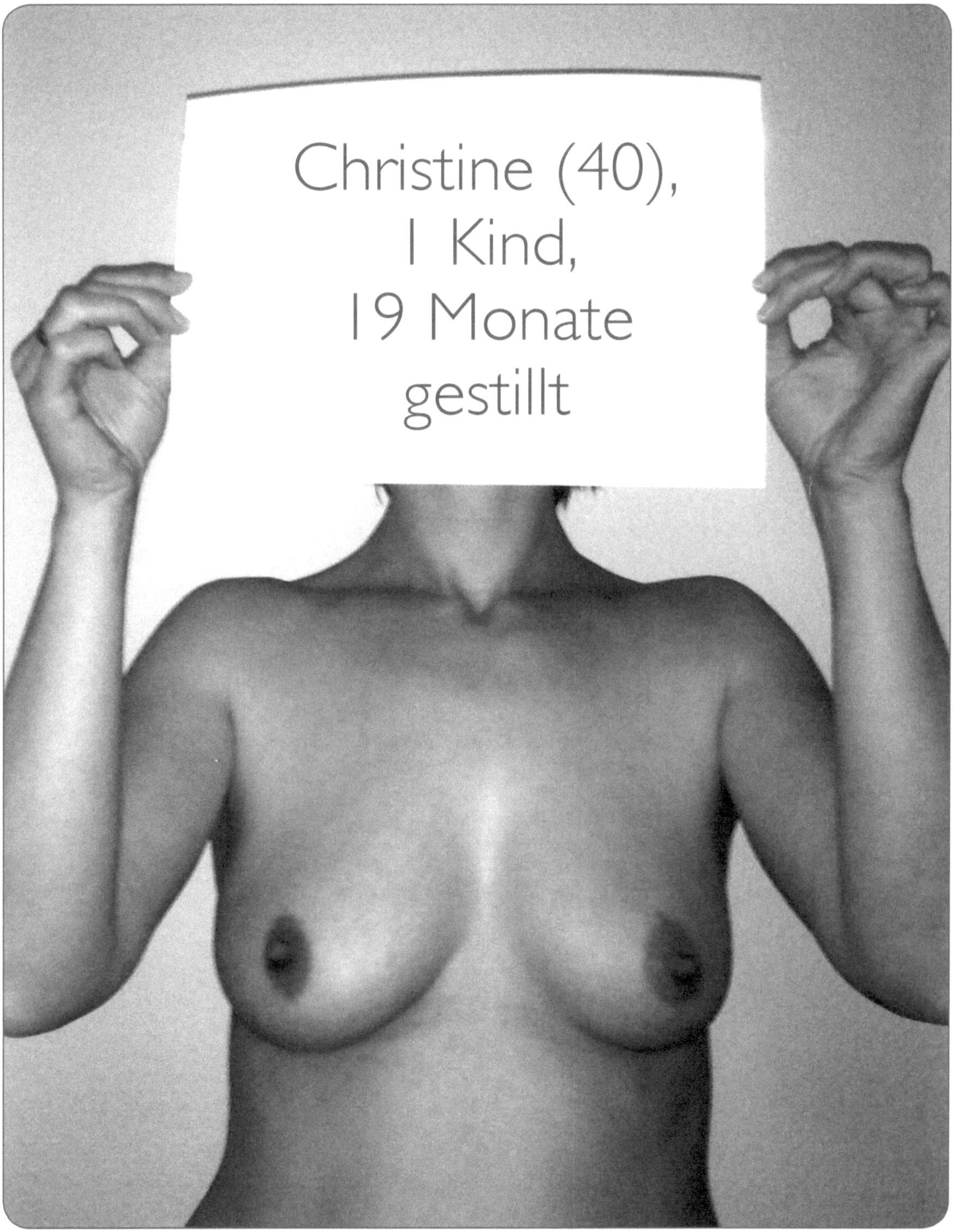
Christine (40),
1 Kind,
19 Monate
gestillt

[T43] Lara, 40

Kinder: 1
Stillzeit: seit 5,5 Jahren

„Beim Stillen sind wir uns so nah, dass sich unsere Seelen berühren können."

Welche Bedeutung hat das Stillen für dich? Wenn ich stille, dann stille ich Bedürfnisse. Das Bedürfnis nach Nahrung, nach Flüssigkeit. Das Bedürfnis nach Nähe, Geborgenheit, Zuwendung, Wärme und Sicherheit.

Je älter mein Kind geworden ist, desto mehr ist der Aspekt des physischen Nährens in den Hintergrund getreten und jener der Zuwendung, der Bindung, des Wohlbefindens, des Vertrauens und der Nähe in den Vordergrund.

Stillen ist mir sehr wichtig. Es ist ein Vorgang nur für mein Kind und für mich. Wir entspannen dabei, wir fühlen uns sicher. Von den praktischen Vorteilen im Alltag und den gesundheitlichen Vorteilen einmal abgesehen. Ich möchte es nicht missen. Und wenn wir irgendwann abgestillt haben, wird mir die Stillzeit als eine sehr kostbare Erfahrung im Gedächtnis bleiben. Ich freue mich auch, dass mein Kind alt genug ist, um selbst Erinnerungen an das Stillen bewusst behalten zu können.

Meine Empfindungen zum Stillen und die Tatsache, dass wir nun schon so lange stillen, sind nicht meinem Denken entsprungen, sondern kommen aus einer ruhigen Gewissheit in meinem tiefsten Inneren. Es ist stimmig, ohne dass ich jemals etwas dazu tun musste.

Beim Stillen sind wir uns so nah, dass sich unsere Seelen berühren können, und für eine kleine Weile hat die laute Welt um uns herum keine Bedeutung.

Hat sich deine Brust durch das Stillen verändert und wie empfindest du diese Veränderung? Bereits während der Schwangerschaft ist meine Brust gewachsen, nach dem Milcheinschuss noch weiter. Je weniger wir stillen, desto kleiner ist sie wieder geworden. Ich weiß nicht, ob so klein wie zuvor, vielleicht etwas größer. Ich finde meine Brüste sehr schön. Sie sind etwas weicher geworden, aber ich bin auch älter geworden, sodass ich denke, das wäre ohnehin so gekommen.

Meine Brustwarzen und die Warzenhöfe sind größer geworden. Knotiges Gewebe, das mir früher manchmal Beschwerden gemacht hat, ist verschwunden.

Ich habe die Veränderungen meiner Brust durch die verschiedenen Phasen hinweg als positiv erlebt.

Hat sich die Einstellung zu deinem Körper durch das Stillen verändert? Ich habe einen sehr viel besseren Zugang zu meinem Körper gefunden und nehme ihn ganzheitlicher und positiver wahr.

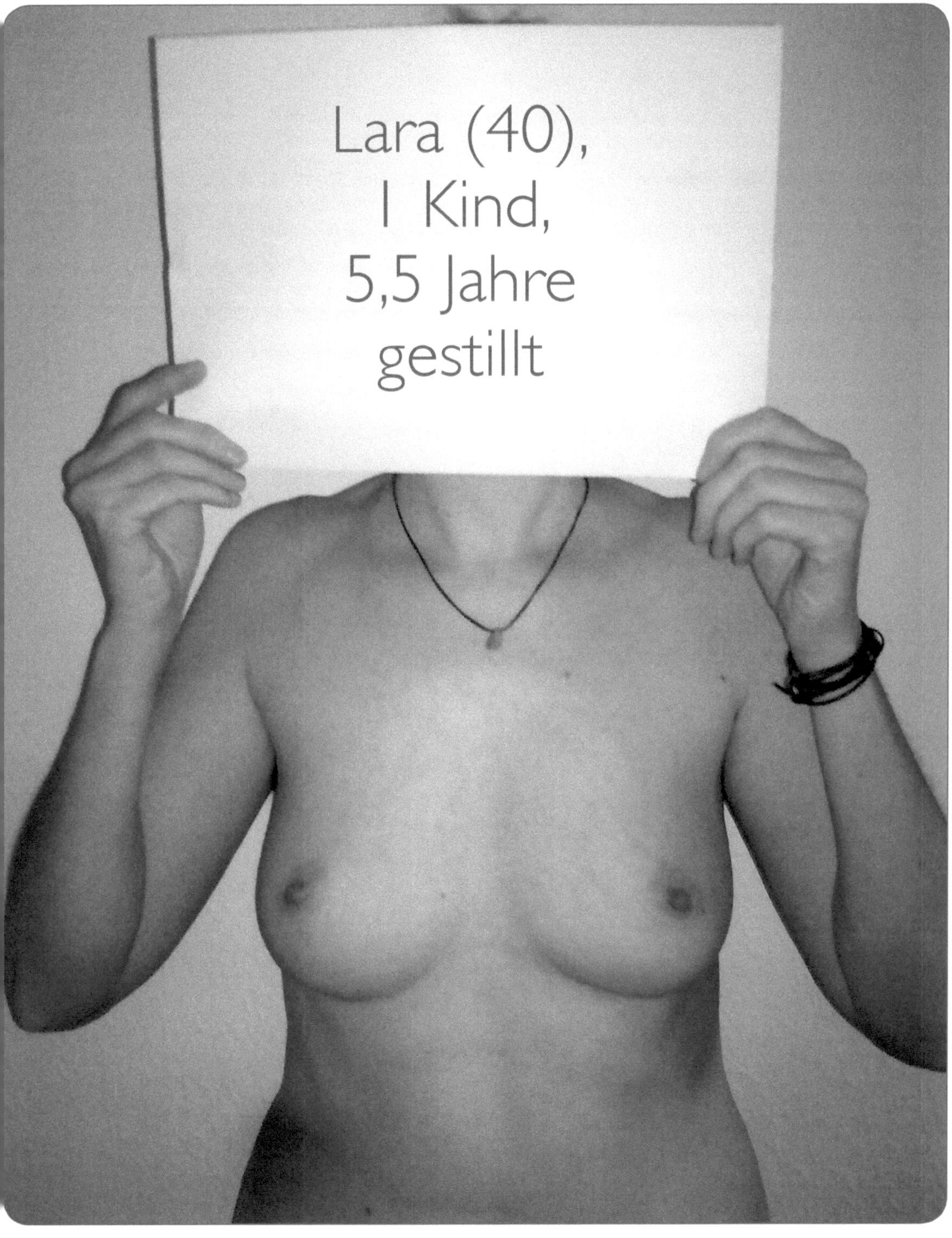
Lara (40),
1 Kind,
5,5 Jahre
gestillt

[T54] Solveig, 41

„Meine Brust hat sich durch das Stillen nicht verändert."

Kinder: 2
Stillzeit: 1. Kind 3 Wochen, 2. Kind 9 Monate

Welche Bedeutung hat das Stillen für dich? Durch das Stillen konnte ich die Nähe zu meinem Kind intensiv spüren und man bildet eine vollkommende Einheit.

Ich konnte meinem Kind am Anfang seines Lebens das Wichtigste geben: die Muttermilch.

Da ich mein erstes Kind nur drei Wochen voll stillen konnte, war ich sehr froh, eine gute Begleitung durch meine Hebamme zu haben. Dadurch konnte ich meinen zweiten Sohn sechs Monate voll stillen und danach noch ca. bis zum zehnten Lebensmonat.

Hat sich deine Brust durch das Stillen verändert und wie empfindest du diese Veränderung? Meine Brust hat sich durch das Stillen nicht verändert.

Hat sich die Einstellung zu deinem Körper durch das Stillen verändert? Ich hatte nie Angst, dass sich meine Brust verändert, eher das Gegenteil.

Ich nehme meinen Körper bewusster wahr.

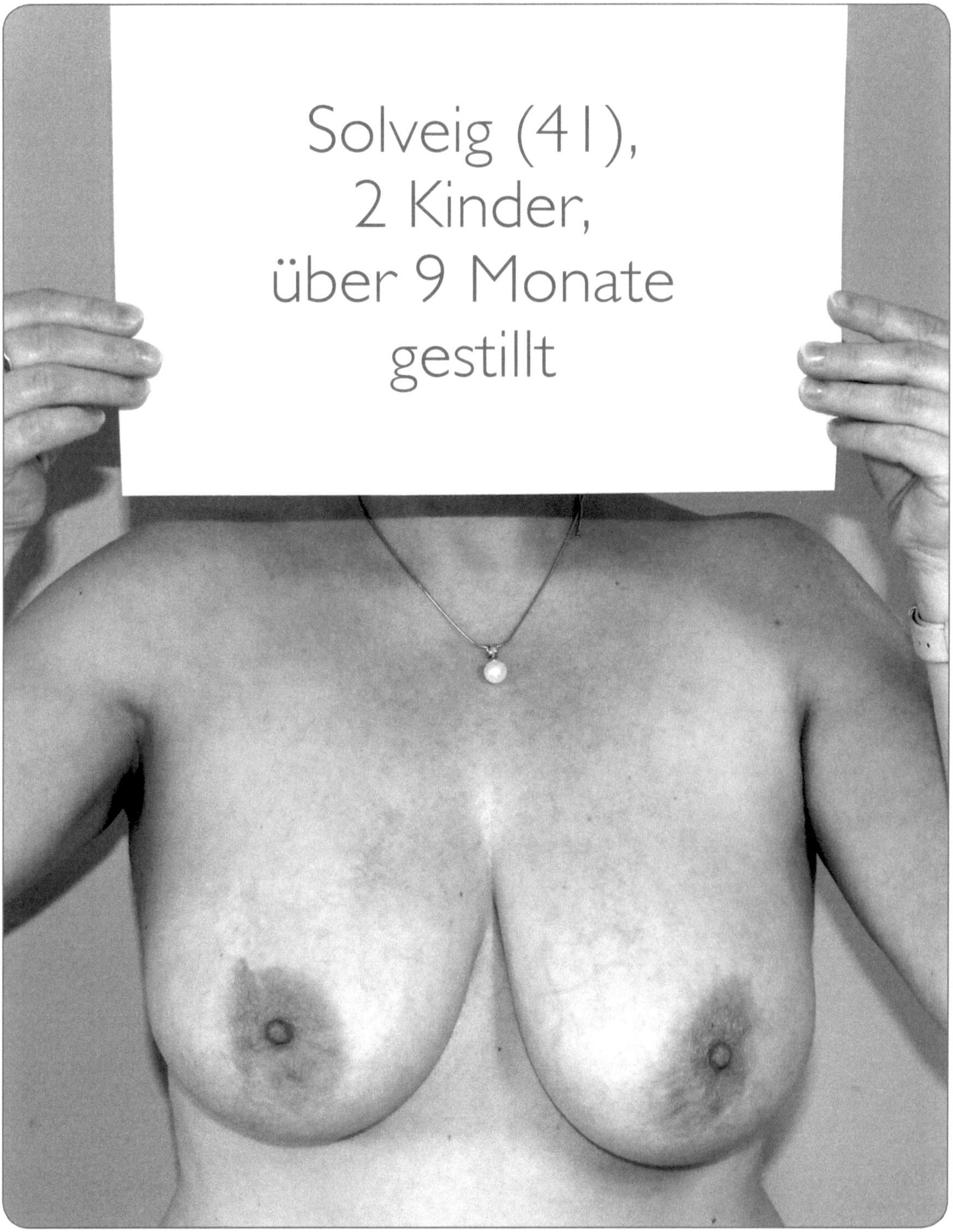
Solveig (41),
2 Kinder,
über 9 Monate
gestillt

[T44] Doris, 42

„Vielleicht wäre zu prüfen, ob sich langes Stillen positiv auf das gesamte Bindegewebe auswirkt."

Kinder: 8
Stillzeit: 1. Kind 19 Monate,
2. und 3. Kind (Zwillinge) 14 Monate (davon 4 Wochen Tandem mit dem 1. Kind),
4. Kind 15 Monate, 5. Kind 14 Monate, 6. Kind 13 Monate,
7. Kind 13 Monate, 8. Kind 39 Monate

Welche Bedeutung hat das Stillen für dich? Verschiedene: emotional ganzheitlich mein eigenes Bedürfnis, dem Kind Liebe und Geborgenheit im gegenseitigen Austausch geben zu können. Probates Trostmittel. Erstaunen bei der Erkenntnis, dass das Kind durch einen wächst. Praktisch funktionell, immer zur richtigen Zeit Nahrung parat zu haben. Entspannende Nächte, da das Kind sich „bedient" und ich dabei weiterschlafen konnte.

Hat sich deine Brust durch das Stillen verändert und wie empfindest du diese Veränderung? Die Brust hat sich beim ersten Milcheinschuss um beinahe zwei Drittel im Volumen vergrößert. Nach einem halben Jahr hat sie sich wieder auf die normale Größe reduziert, außer das nächste Anlegen hat sich auf mehrere Stunden verschoben.

Ich habe das Glück, dass sich meine Brust in den Stillzeiten zwar in der Größe änderte, nachdem ich unser letztes Kind abgestillt hatte, sich aber nicht signifikant in der Optik altersspezifisch verändert hat.

Vielleicht wäre zu prüfen, ob sich langes Stillen positiv auf das gesamte Bindegewebe auswirkt, weil das Brustgewebe und die Haut im „Lernprozess" stehen, sich an die schnell ändernden Bedingungen anzupassen.

Hat sich die Einstellung zu deinem Körper durch das Stillen verändert? Ich habe mich in der Schwangerschaft immer vollständig gefühlt. Das Stillen hat bei mir tief sorgende mütterliche Gefühle geweckt.

Meinen Körper habe ich immer als mein persönliches Arbeitsfeld gesehen, das Stillen hat diese Einstellung nicht verändert.

Ich habe – ohne zu zweifeln – das tiefe Vertrauen gehabt, dass mein Körper das kann, was zu den Zeiten, in denen Kinder ihre Bedürfnisse äußern, gerade dran ist: entbinden, stillen, wach sein etc.

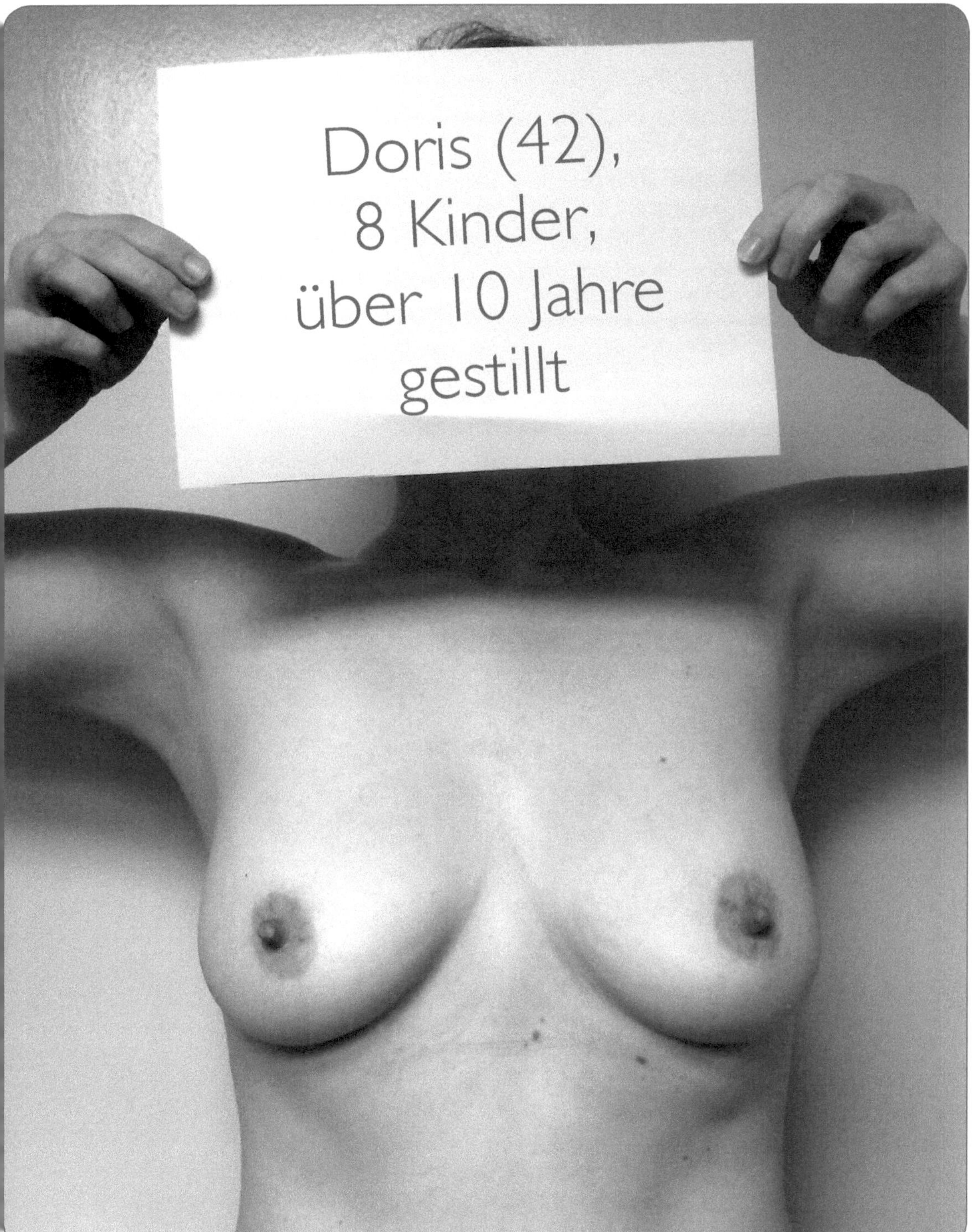
Doris (42),
8 Kinder,
über 10 Jahre
gestillt

[T45] Heike, 44

„Alles im Leben verändert sich mit der Zeit."

Kinder: 3
Stillzeit: 1. Kind wenige Tage, 2. Kind wenige Tage, 3. Kind 2 Jahre und 3 Monate

Welche Bedeutung hat das Stillen für dich? Das Stillen hat für mich sehr große Bedeutung. Ich finde die Bindung zwischen Mutter und Kind ist inniger.

Für mich hatte das Stillen viele Vorteile: Ich brauchte keine teure Fertignahrung zubereiten, mein Sohn war immer überall dabei und seine Nahrung jederzeit in der richtigen Temperatur verfügbar.

Natürlich gab es auch Schwierigkeiten, Unsicherheit, und ich musste mich auf das Stillen einlassen. Es war eine sehr schöne Zeit.

Hat sich deine Brust durch das Stillen verändert und wie empfindest du diese Veränderung? Meine Brust hat sich nicht sehr viel verändert. Sie ist vielleicht etwas schlaffer geworden, aber ich denke, das kommt sowieso mit der Zeit.

Ich emfinde es nicht als schlimm, dass sie nicht mehr so aussieht wie vor der Geburt meiner Kinder. Alles im Leben verändert sich mit der Zeit.

Hat sich die Einstellung zu deinem Körper durch das Stillen verändert? Die Einstellung zu meinem Körper hat sich nicht verändert. Ich bin nach wie vor stolz, dass ich es beim dritten Kind geschafft habe, zu stillen. Aber ansonsten bin ich mit meinem Körper mal mehr und mal weniger zufrieden.

Und was meint dein Partner? Mein Partner empfand die Stillzeit als belastend. Er konnte es nicht so recht verstehen, dass ich mich da so sehr darauf eingelassen hatte.

Die Sexualität blieb auf der Strecke, aber mich störte es nicht sehr. Ihn schon.

Die Brustveränderung war eigentlich kein Thema bei uns. Zumindest hat er es nicht erwähnt. Inzwischen sind wir geschieden, was aber damit nichts zu tun hat. Das ist erst zwei Jahre her.

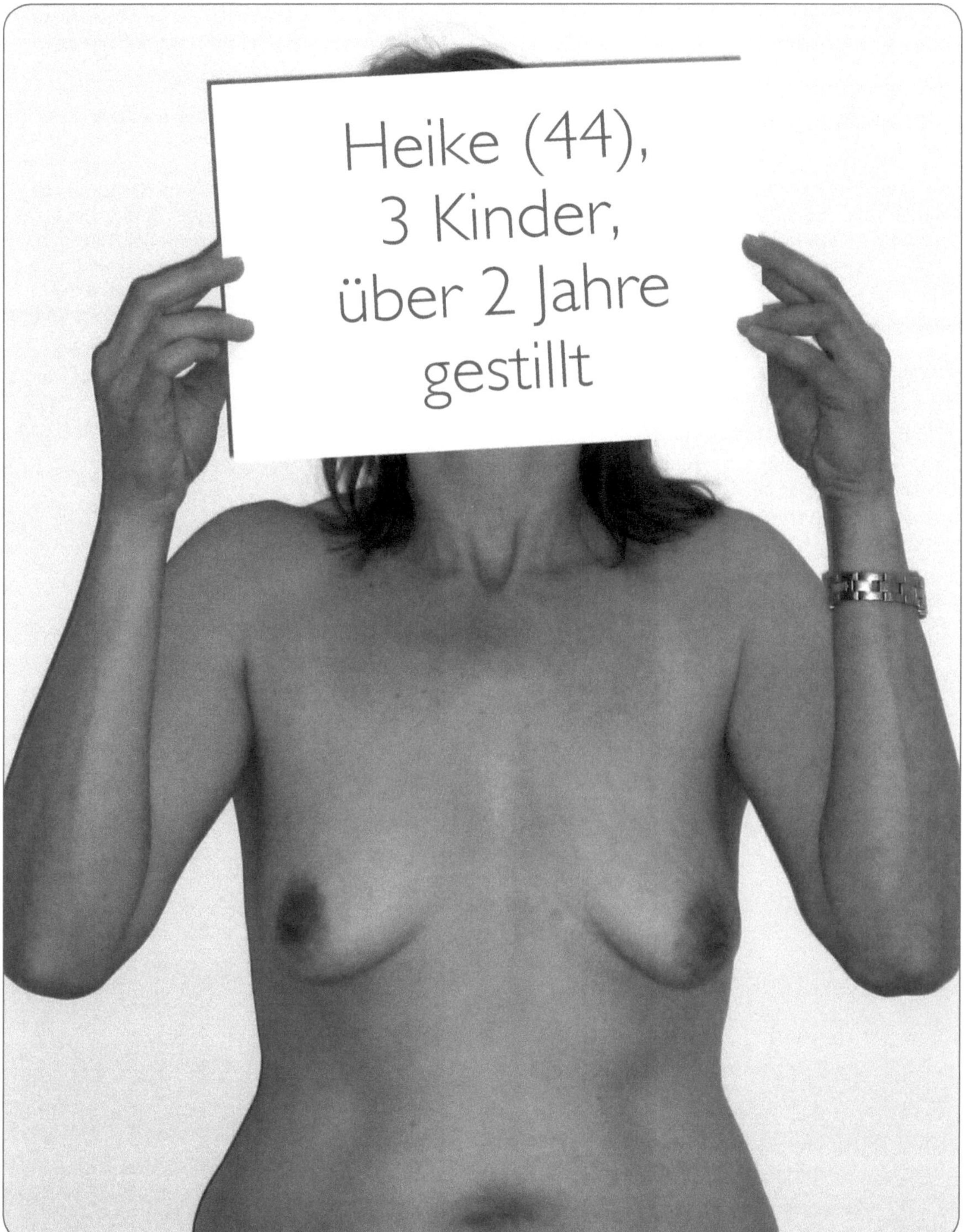
Heike (44),
3 Kinder,
über 2 Jahre
gestillt

[T53] Niguma, 48

„Nach dem dritten Stillkind sahen meine Brüste erst mal ausgemergelt und leergelutscht aus."

Kinder: 3
Stillzeit: 1. Kind 1,5 Jahre, 2. Kind 1,5 Jahre, 3. Kind 1,5 Jahre

Welche Bedeutung hat das Stillen für dich? Keine außerordentliche. Es ist einfach nur „normal" und gehört zum natürlichen Lebenskonzept dazu. Daher stand es für mich nie in Frage. Außerdem fühlt es sich gut an.

Hat sich deine Brust durch das Stillen verändert und wie empfindest du diese Veränderung? Nach dem dritten Stillkind sahen meine Brüste erst mal ausgemergelt und leergelutscht aus. So fühlte ich mich auch: völlig ausgelaugt.

Nach ca. zwei Jahren Sport und guter Ernährung waren sie wieder schön. Ich bin zufrieden mit ihnen, und auch mit dem Rest meines Körpers.

(Ich habe jedes Kind acht Monate voll gestillt und danach noch sporadisch bis zu 1,5 Jahren.)

Hat sich die Einstellung zu deinem Körper durch das Stillen verändert? Nach meiner dritten Geburt, die ganz unkompliziert und flott zu Hause stattfand, hat sich mein sexuelles Empfinden gesteigert und ich habe eigentlich erst danach meine eigene Sexualität entdeckt.

Ob das auch mit dem Stillen zusammenhängt, wage ich nicht zu beurteilen, aber mit der Loslösung von Bedingungen, Zweck und Erwartungen ...

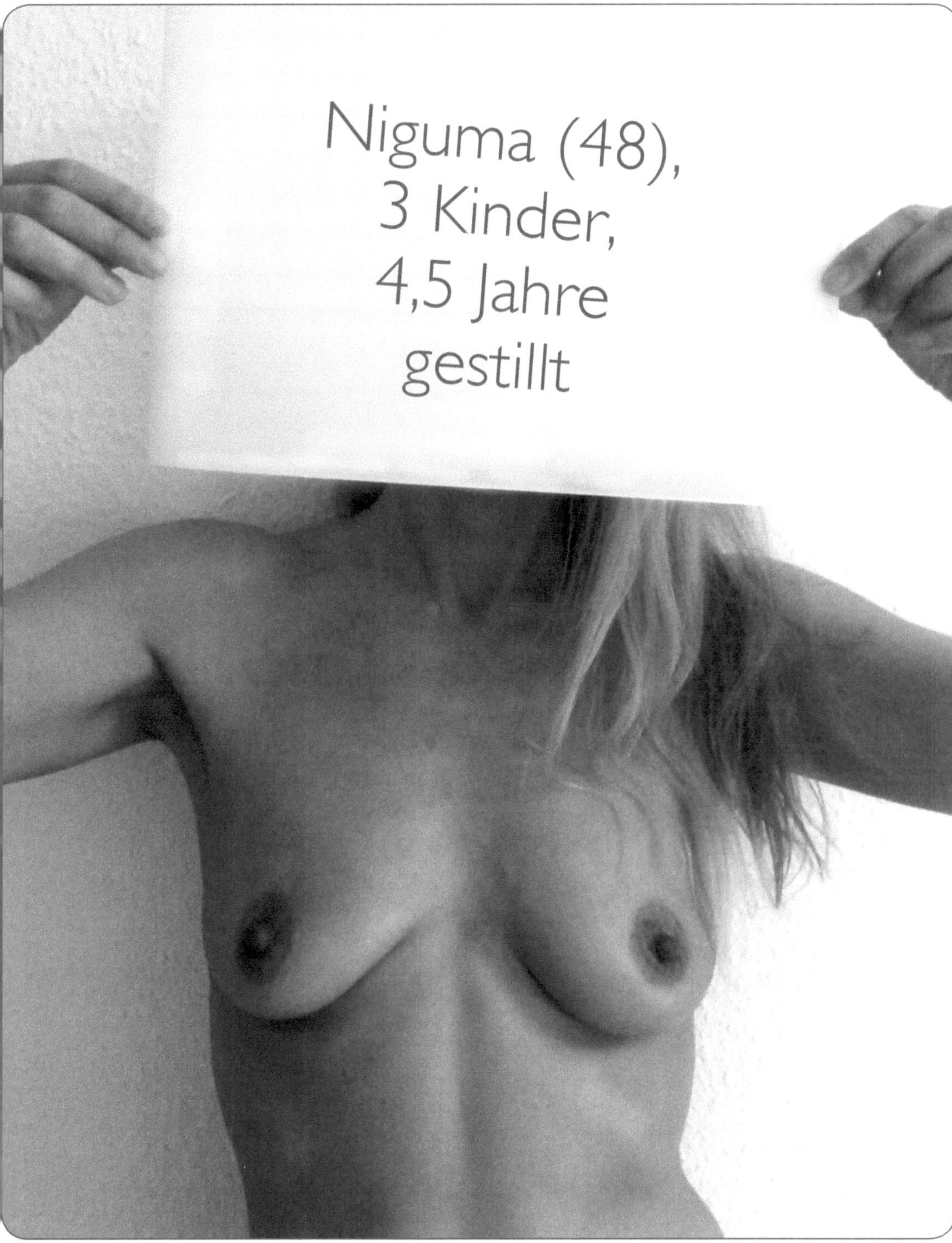
Niguma (48),
3 Kinder,
4,5 Jahre
gestillt

[T46] Birgit, 53

„Die kurze Zeit des Stillens hat mich stolz gemacht."

Kinder: 2
Stillzeit: 1. Kind 2 Wochen, 2. Kind 2 Wochen

Welche Bedeutung hat das Stillen für dich? Das Stillen hatte 1982 (erstes Kind) noch nicht so eine Bedeutung für mich wie 1996 (zweites Kind).

Ich wurde beim ersten Kind gar nicht und beim zweiten Kind kaum zum Stillen angeleitet. Man riet mir immer bereits nach drei bis vier Tagen zum Zufüttern, da kaum Muttermilch vorhanden sei.

Hat sich deine Brust durch das Stillen verändert und wie empfindest du diese Veränderung? Während der Schwangerschaft veränderte sich meine Brust sehr (wurde größer und formschöner), und darüber war ich froh und empfand mich als sehr schön und fraulich.

Hat sich die Einstellung zu deinem Körper durch das Stillen verändert? Die kurze Zeit des Stillens hat mich stolz gemacht, da ich eine Erfüllung darin sah, ganz ohne „fremde" Hilfe ein Menschlein zu ernähren, das ohne mich nicht existieren könnte.

Mein Verstand sagte mir, dass es auch ohne mich geht, aber mein Gefühl war damals diesbezüglich unglaublich positiv und ich war sehr stolz, eine vollkommene Einheit mit meinem Kind zu bilden.

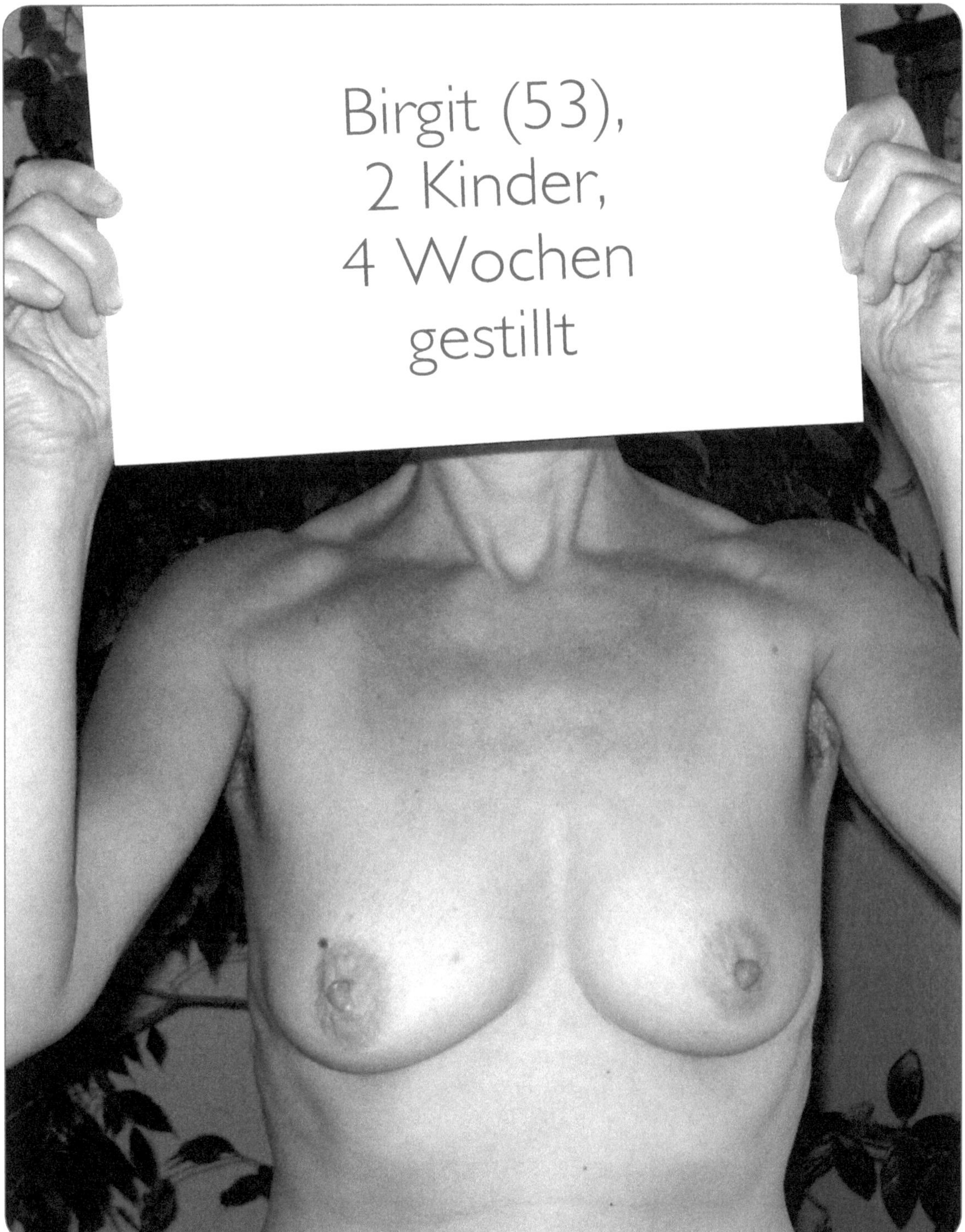
Birgit (53),
2 Kinder,
4 Wochen
gestillt

[T47] Elisabeth, 53

„Ich finde sie jetzt schöner."

Kinder: 2
Stillzeit: 1. Kind 2 Jahre und 2 Monate, 2. Kind 2 Jahre und 10 Monate

Welche Bedeutung hat das Stillen für dich? Ich wollte meinen Kindern das Beste geben, das ich hatte. Stillen umfasste für mich alles. Die lebenswichtige, auf die Wachstumsbedürfnisse des Kindes angepasste Nahrung, und die von beiden Seiten gesuchte Innigkeit.

Hat sich deine Brust durch das Stillen verändert und wie empfindest du diese Veränderung? Meine Brüste (vor und nach dem Stillen Cup 75 B) waren nach der zweiten Stillzeit kleiner als davor, regenerierten sich aber sehr gut. Ich finde sie jetzt schöner.

Hat sich die Einstellung zu deinem Körper durch das Stillen verändert? Durch die Erfahrung mit dem Stillen habe ich mehr Respekt vor meinem Körper.

Und was meint dein Partner? Sehr beeindruckt davon, wozu der weibliche Körper kombiniert mit Liebe imstande ist.

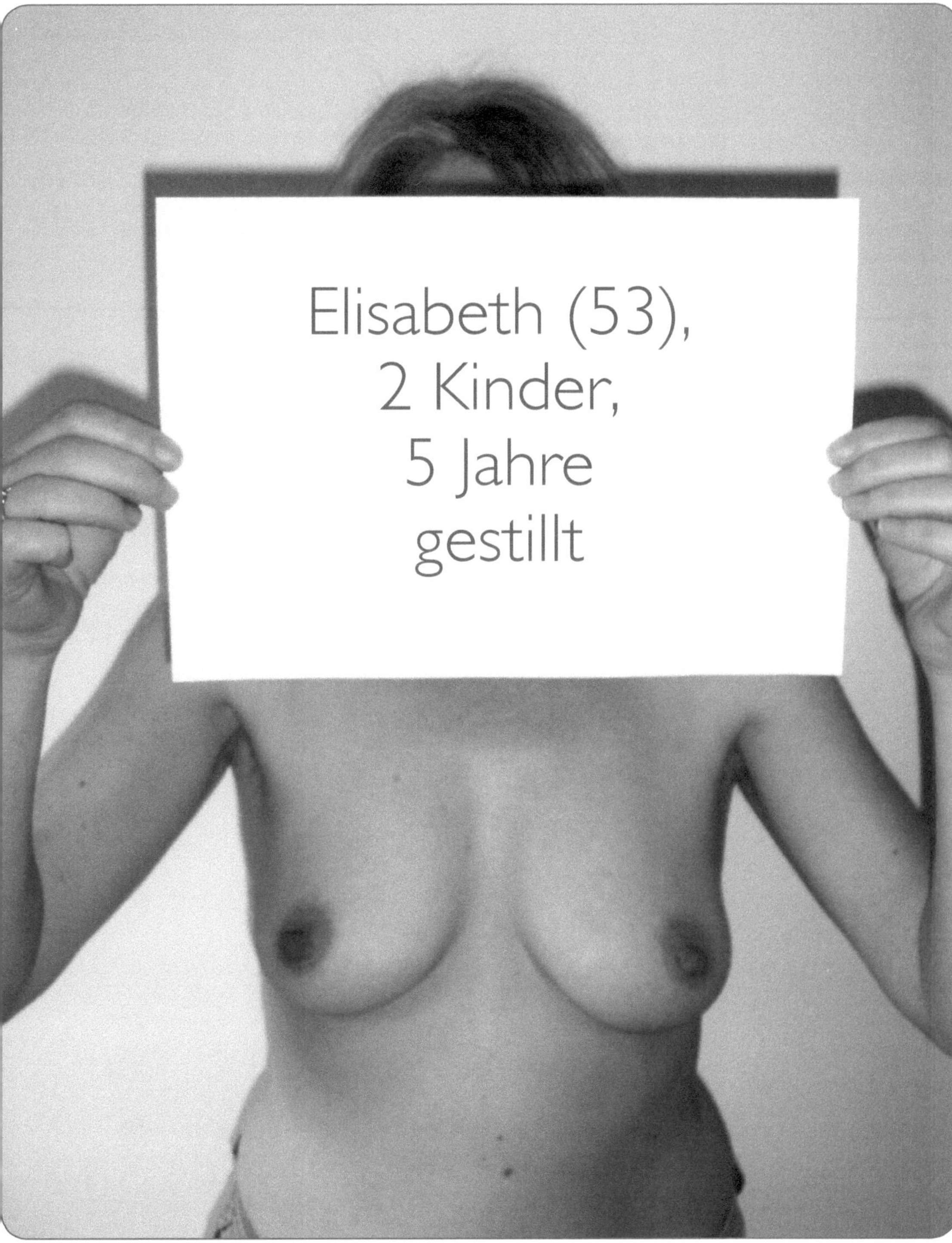
Elisabeth (53),
2 Kinder,
5 Jahre
gestillt

[T48] Ilse, 68

„Die Brust ersetzt die Nabelschnur, denn das Kind kann sich ja nicht selbst ernähren."

Kinder: 2
Stillzeit: 1. Kind 18 Monate, 2. Kind 14 Monate

Welche Bedeutung hat das Stillen für dich? Für mich ist das Stillen die Fortsetzung der Schwangerschaft: Die Brust ersetzt die Nabelschnur, denn das Kind kann sich ja nicht selbst ernähren. Zudem ist es für eine Frau ein sehr erhebendes Gefühl, wenn sie selbst ihr Kind ernähren kann.

Sicherlich hat der falsch verstandene und falsch herübergebrachte „Mütterkult" in der Nazi-Zeit dazu geführt, dass das Stillen so ins Hintertreffen geraten ist: Die Frau soll unabhängig sein (ist man beim Stillen eher als mit Flasche, denn die Ernährung ist immer dabei ...), die Frau soll sich selbst verwirklichen (wo geht das besser als mit der Ernährung ihres eigenen Kindes???), und die Frau soll laut „Mainstream" ihr eigenes Ding machen, was auch immer das sein mag.

Ganz abgesehen von den Empfehlungen der Weltgesundheitsorganisation (zwei Jahre zu stillen) werden die Kinder vor Übergewicht geschützt, bilden ihren eigenen Geschmack aus und haben den benötigten Körperkontakt zu einem psychologisch gesunden Gedeihen!

Hat sich deine Brust durch das Stillen verändert und wie empfindest du diese Veränderung? Bei mir Fehlanzeige. Allerdings muss ich sagen, ich hatte vor den Geburten keinen besonders großen Busen, was sich beim Stillen geändert hat. Aber die Rückbildung der Brust war einwandfrei und ich habe keinerlei Veränderungen festgestellt.

Hat sich die Einstellung zu deinem Körper durch das Stillen verändert? Die Einstellung zu meinem Körper hat sich während und nach dem Stillen wesentlich verbessert, denn mein Körper hat über einen langen Zeitraum hinweg für die Grundnahrung meiner Kinder gesorgt.

Und was meint dein Partner? Mein Ehemann war glücklich darüber, dass ich mit so viel Energie und Freude gestillt habe, und er hat mir sehr den Rücken freigehalten.

Die Sexualität hat überhaupt nicht gelitten. Es gibt ja genug Möglichkeiten.

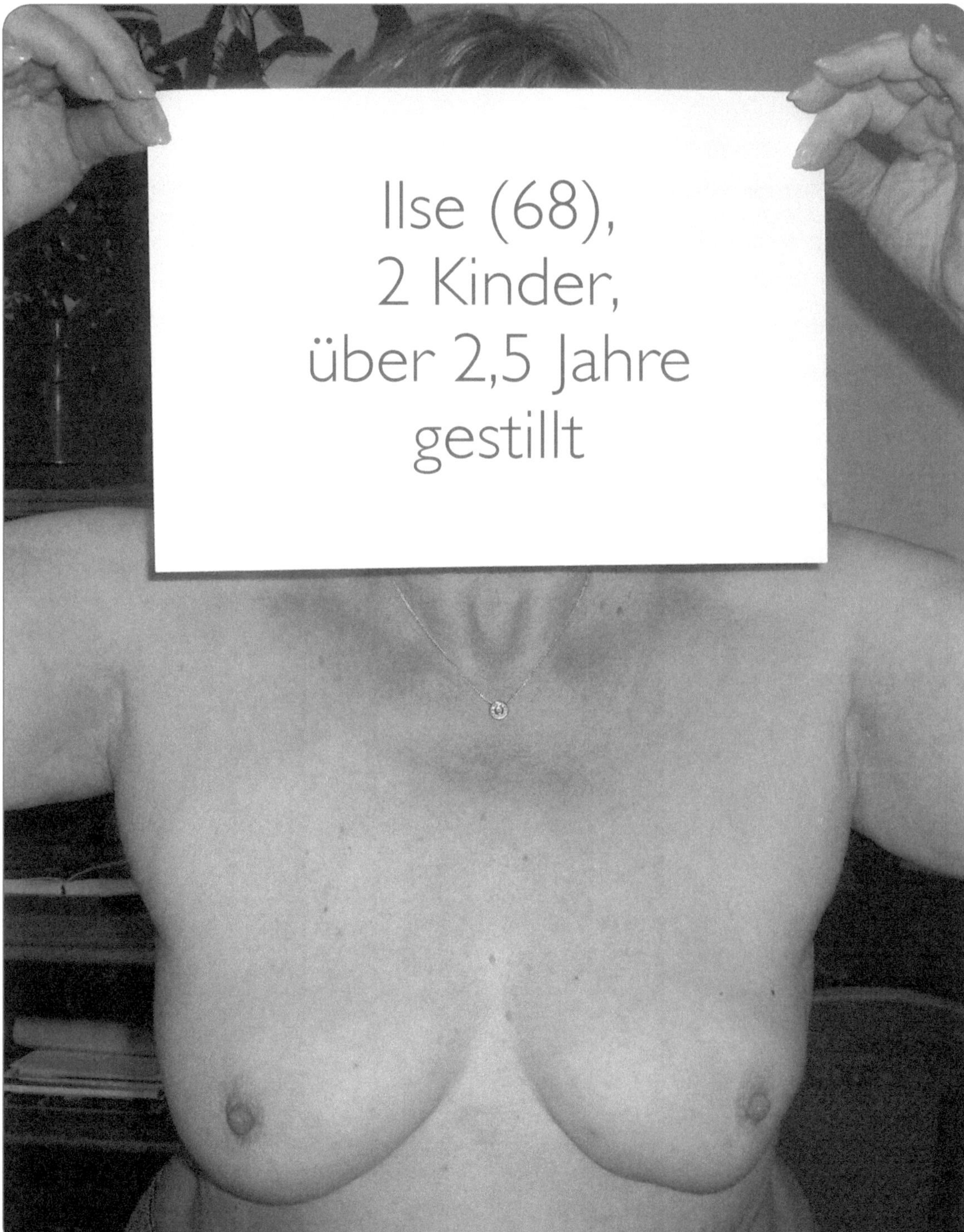
Ilse (68),
2 Kinder,
über 2,5 Jahre
gestillt

[T49] Regine, 69

Kinder: 1
Stillzeit: 5 Monate

„Meine Brust ist nach dem Stillen weiblicher geworden und voller."

Welche Bedeutung hat das Stillen für dich? Das Stillen hatte für mich eine sehr große Bedeutung, weil ich dadurch eine große Nähe zu meinem Kind gespürt habe.

Außerdem hatte ich das Gefühl, für mein Kind das Beste tun zu können.

Ich war stolz und glücklich, so viel Milch zu haben, dass ich sogar für andere Babys abgeben konnte.

Hat sich deine Brust durch das Stillen verändert und wie empfindest du diese Veränderung? Meine Brust ist nach dem Stillen weiblicher geworden und voller. Ich habe das als sehr angenehm empfunden.

Hat sich die Einstellung zu deinem Körper durch das Stillen verändert? Ich glaube, ich habe mich mehr als Frau gefühlt als vorher und ich war sehr zufrieden mit meinem fraulicheren Körper.

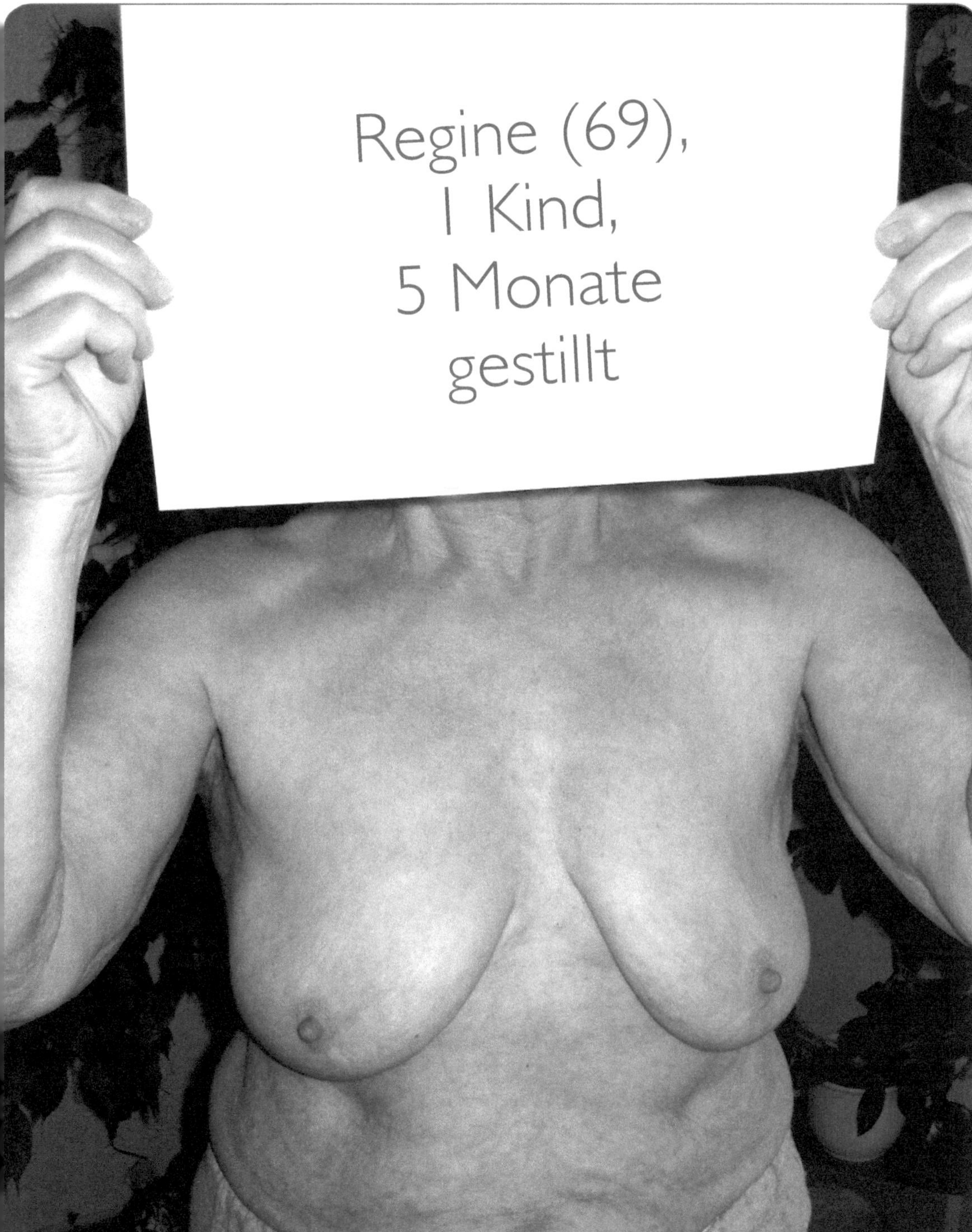
Regine (69),
1 Kind,
5 Monate
gestillt

[T50] Renate, 71

„Ich war immer mit meinem Körper zufrieden."

Kinder: 3
Stillzeit: 1. Kind 6 Monate, 2. Kind 6 Monate, 3. Kind 6 Monate

Welche Bedeutung hat das Stillen für dich? Als Wichtigstes die seelische Verbindung beim Stillen zum Kind.

Und das Wissen, dass man dem Kind mit der Muttermilch das Beste mit auf den Weg gibt.

Hat sich deine Brust durch das Stillen verändert und wie empfindest du diese Veränderung? Meine Brust hat sich damals nicht verändert. Ich habe aber auch immer viel Pflege darauf verwendet, z.B. kalte Waschungen jeden Tag und immer mit Öl eingecremt.

Aufgrund des Alters und der Gewichtszunahme ist die Brust natürlich auch größer geworden.

Hat sich die Einstellung zu deinem Körper durch das Stillen verändert? Eigentlich nicht, ich war immer mit meinem Körper zufrieden.

Und was meint dein Partner? Mein Mann war ein wundervoller Vater zu seinen Kleinstkindern, auch dadurch haben wir unsere Sexualität noch inniger empfunden.

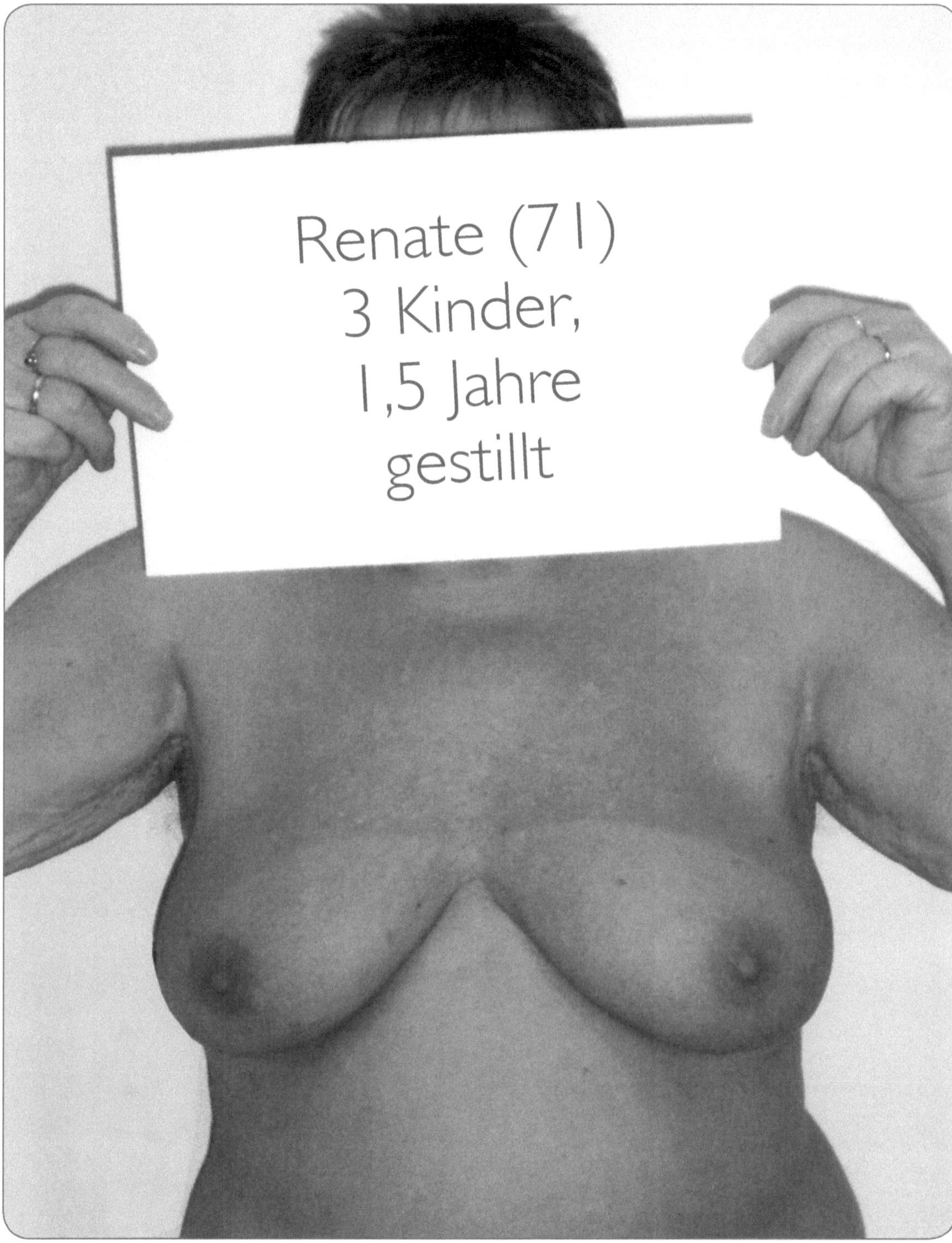
Renate (71)
3 Kinder,
1,5 Jahre
gestillt

Und selbst?

Ich:

Kinder:
Stillzeit:

Welche Bedeutung hat das Stillen für dich?

Hat sich die Einstellung zu deinem Körper durch das Stillen verändert?

Hat sich deine Brust durch das Stillen verändert und wie empfindest du diese Veränderung?

Und was meint dein Partner?

edition riedenburg

Im Buchhandel in Deutschland, Österreich und der Schweiz

www.editionriedenburg.at

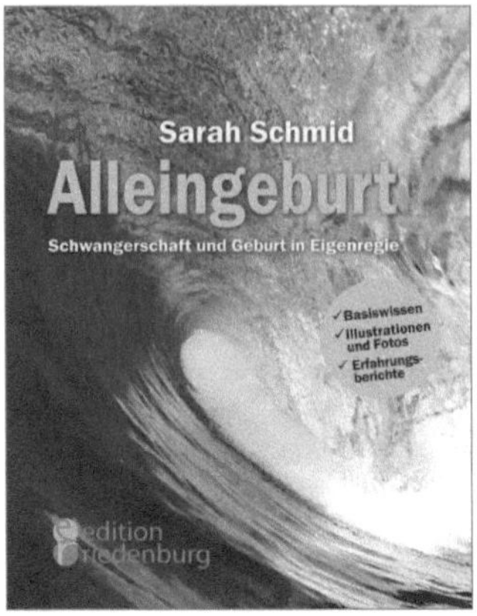

Alleingeburt
Schwangerschaft und
Geburt in Eigenregie
Basiswissen • Fotos • Erfahrungen

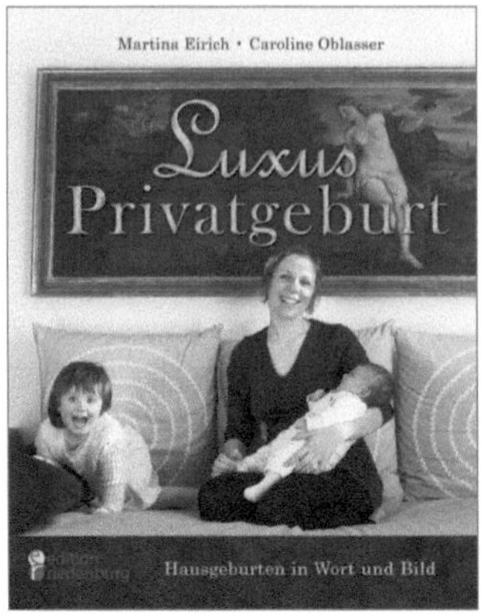

Luxus Privatgeburt
Hausgeburten
in Wort und Bild
• Das große Fotobuch •

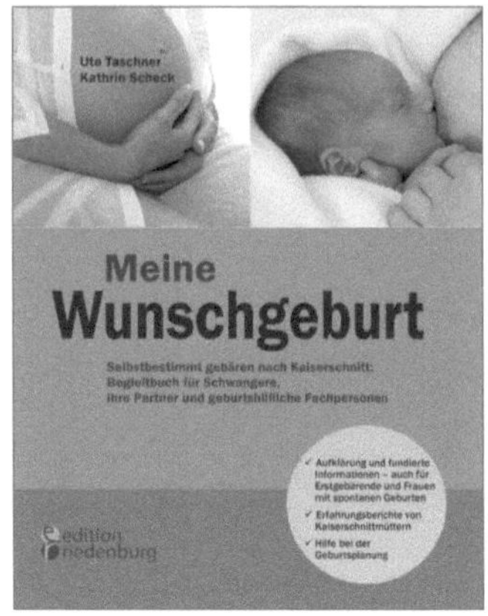

Meine Wunschgeburt
Selbstbestimmt gebären nach
Kaiserschnitt: Begleitbuch
mit Erfahrungsberichten

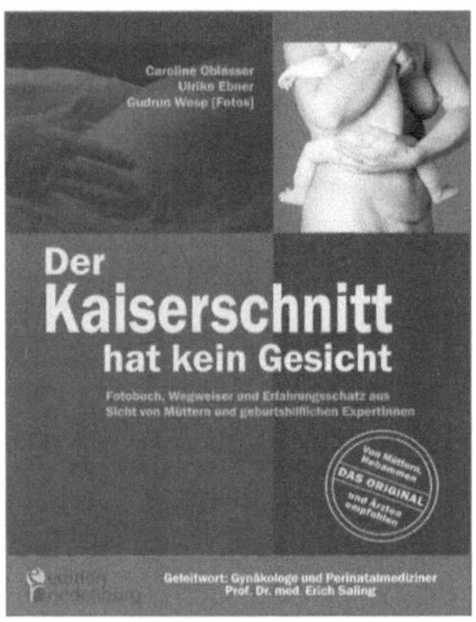

Der Kaiserschnitt hat kein Gesicht
Fotobuch, Wegweiser und
Erfahrungsschatz zur Sectio

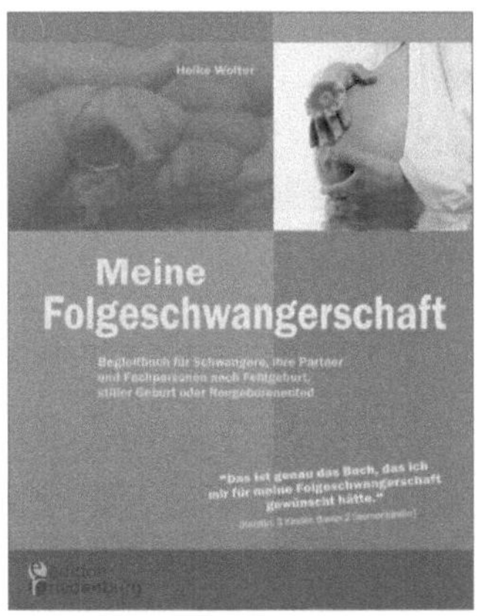

Meine Folgeschwangerschaft
Begleitbuch für Schwangere,
ihre Partner und Fachpersonen
nach Fehlgeburt, stiller Geburt
oder Neugeborenentod

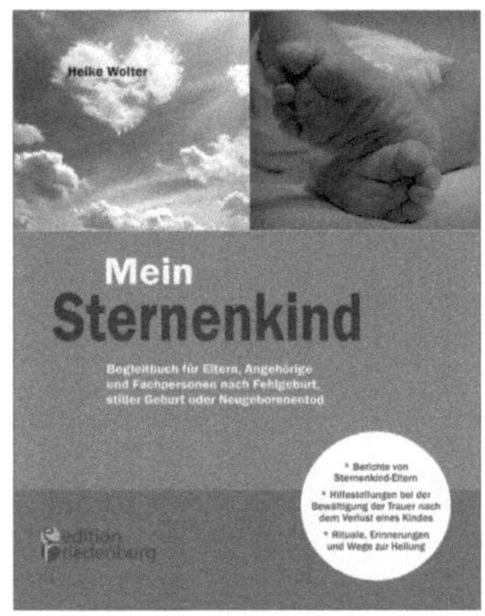

Mein Sternenkind
Begleitbuch für Eltern,
Angehörige und Fachpersonen
nach Fehlgeburt, stiller Geburt
oder Neugeborenentod

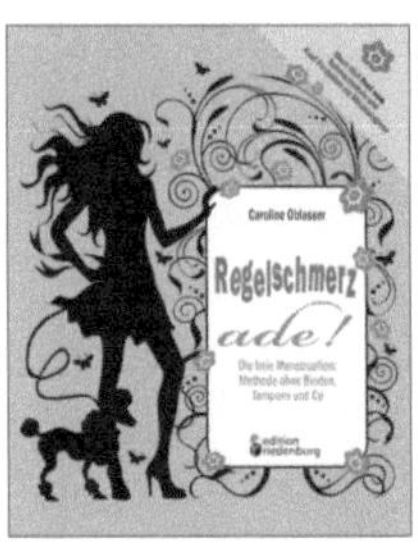

Regelschmerz ade!
Die freie Menstruation

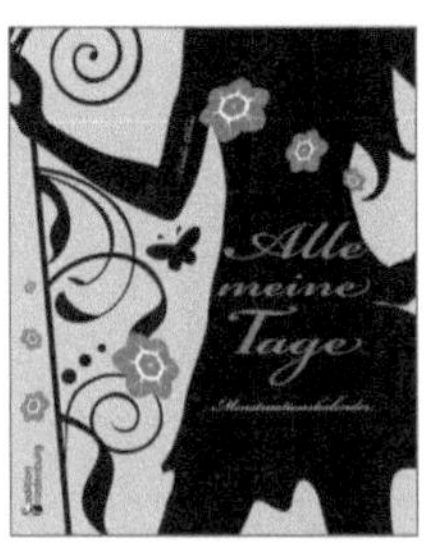

Alle meine Tage
Menstruationskalender

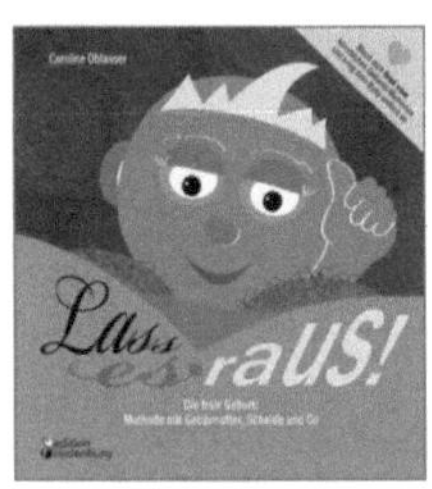

Lass es raus!
Die freie Geburt

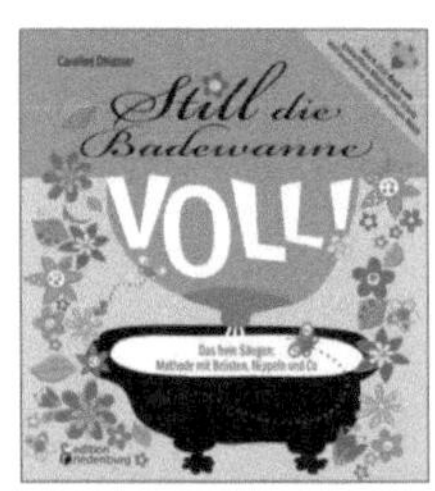

Still die Badewanne voll!
Das freie Säugen

Die Sachbuchreihe

Für alle Kinder, die einfach noch mehr wissen wollen.

Ich weiß jetzt wie

edition riedenburg

editionriedenburg.at

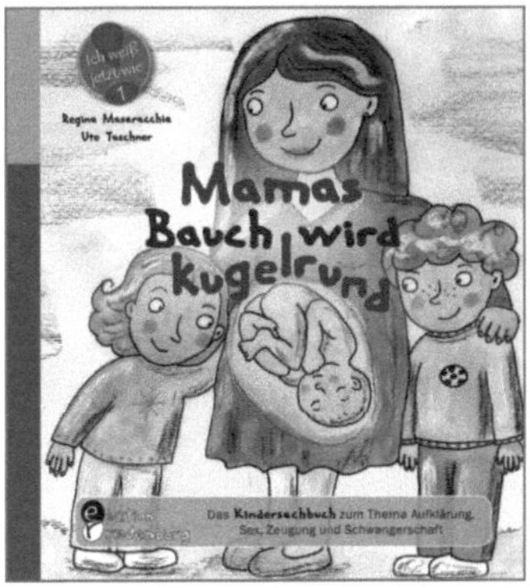

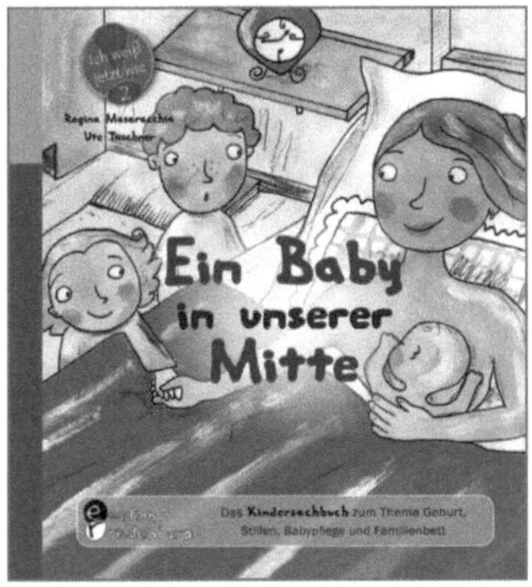

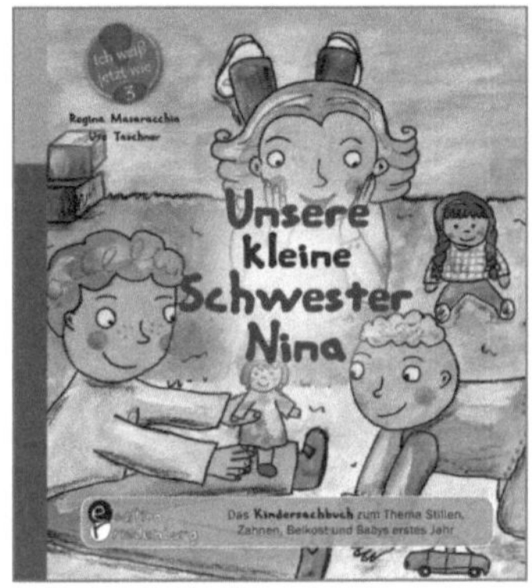

[1] **Mamas Bauch wird kugelrund** – Aufklärung, Sex, Zeugung und Schwangerschaft

[2] **Ein Baby in unserer Mitte** – Geburt, Stillen, Babypflege und Familienbett

[3] **Unsere kleine Schwester Nina** – Stillen, Zahnen, Beikost und Babys erstes Jahr

[4] **Besonders wenn sie lacht** – Lippen-Kiefer-Gaumenspalte: Ernährung, Operation, Heilung

[5] **Das doppelte Mäxchen** – Zwillinge: Geburt, Stillen und Babys im Doppelpack

[6] **Das große Storchenmalbuch mit Hebamme Maja** – Aufklärung, Geburt, Babyzeit

[7] **Tragekinder** – Ursprung und Methoden des bequemen Baby- und Kindertragens

[8] **Mama und der Kaiserschnitt** – Kaiserschnitt, nächste Schwangerschaft und Geburt

[11] **Lilly ist ein Sternenkind** – Verwaiste Geschwister und Trauer nach Verlust eines Kindes

[13] **Oma war die Beste!** – Abschied nehmen, Sterben und Trösten

[14] **Unser Baby kommt zu Hause!** – Hausgeburt und Begleitung durch die Hebamme

[15] **Baby Lulu kann es schon!** – Natürliche Säuglingspflege und windelfreies Baby

SOWAS!

Die Sachbuchreihe zu kindlichen und jugendlichen Spezialthemen

Band 1: „Volle Hose“: Einkoten bei Kindern: Prävention und Behandlung
Band 2: „Machen wie die Grossen“: Toilettenfertigkeiten
Band 3: „Nasses Bett“: Nächtliches Einnässen: Prävention und Behandlung
Band 4: „Pauline purzelt wieder“: Hilfe für übergewichtige Kinder
Band 5: „Lorenz wehrt sich“: Hilfe für Kinder, die sexuelle Gewalt erlebt haben
Band 6: „Jutta juckt‘s nicht mehr“: Hilfe bei Neurodermitis
Band 7: „Konrad, der Konfliktlöser“: Strategien für gewaltloses Streiten
Band 8: „Annikas andere Welt“: Hilfe für Kinder psychisch kranker Eltern

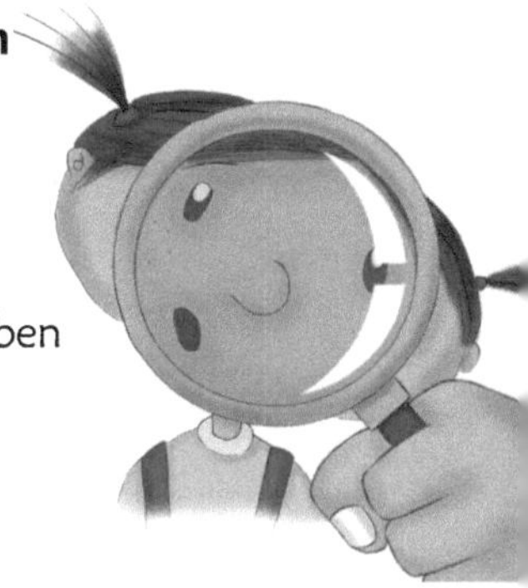